Die Bauchspeicheldrüse ist die wichtigste Verdauungsdrüse

des menschlichen Körpers. Täglich bilden ihre Zellen rund 1–2 Liter Speichel, der wichtige Enzyme für die Verdauung von Eiweiß, Fett und Kohlenhydraten enthält. Eine akute oder chronische Erkrankung führt deshalb zu einer erheblichen Einschränkung der Verdauung und des Wohlbefindens. Die Ernährung spielt also eine wichtige Rolle bei der Entstehung und der Behandlung der Erkrankung. Zuviel Fett und damit zuviel Kalorien, regelmäßiger und starker Alkoholgenuß können die Ursache für das Auftreten einer Pankreatitis sein. Bei einer chronischen Pankreatitis sollten die Ernährungsgewohnheiten unbedingt umgestellt werden. Eine spezielle Diät gibt es zwar nicht. Wer aber die Bauchspeicheldrüse schonen möchte, sollte ausgewogen essen, dabei auf Alkohol verzichten, viele kleine Mahlzeiten einnehmen und in erster Linie reizarme Lebensmittel auswählen. In diesem Buch finden Sie viele hilfreiche Anregungen und reizvolle Rezepte für bekömmliche Gerichte, die Ihnen bestimmt schmecken werden.

Dr. med. Axel Witte

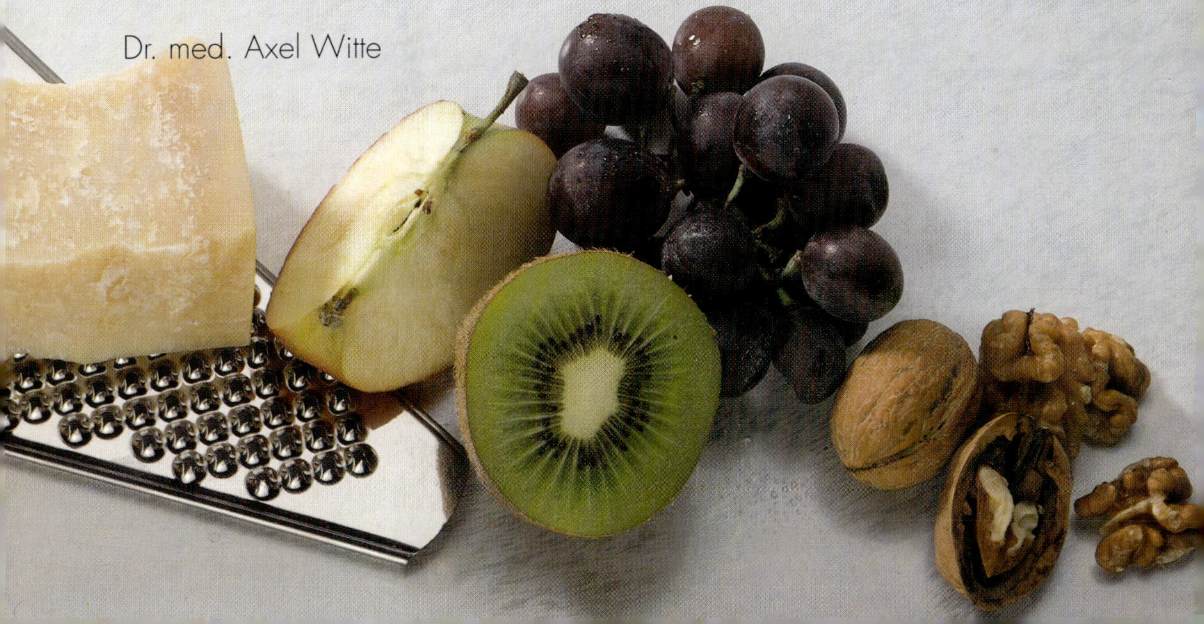

INHALT

3 **Medizinische Einführung**

6 **Ernährung: Was ist erlaubt?**

8 **Richtig eingekauft und zubereitet**

10 **Tagespläne selbst zusammenstellen**

12 **Frühstücksideen, Dressings**

12 Kiwimüsli
12 Käsebrötchen
12 Vollkornbrot mit Quark
12 Wurstbrot
13 Fettarme Salatdressings
13 Joghurt-Kräuter-Dressing
13 Früchte-Dressing

14 **Köstliches für unterwegs**

14 Thunfisch-Taschen
16 Roastbeef-Baguette
16 Tomaten-Frischkäse
17 Apfel-Sellerie-Rohkost
18 Geflügelsalat
19 Bunte Brotspieße
20 Kefir-Dip mit Gemüse
20 Reis-Kirsch-Törtchen
21 Trauben-Chicorée-Salat

22 **Kleine Gerichte**

22 Spinatklößchen mit Tomatensauce
22 Räucherforelle mit Fenchel
24 Hirsenockerl-Suppe
24 Leichter Kartoffelsalat
25 Asiatischer Salatteller
26 Hackfleisch-Tomaten-Toast
27 Kartoffel-Zucchini-Suppe

28 Gersten-Kohlrabi-Suppe
28 Marinierter Schweinebraten
29 Möhren-Mandel-Soufflé

30 **Leichte Hauptgerichte**

30 Spinatstrudel
32 Hackbällchen aus dem Ofen
32 Kartoffel-Auberginen-Gratin
33 Putenrollbraten
34 Cannelloni mit Broccolifüllung
36 Rehragout
37 Chinakohl-Nudel-Auflauf
38 Hähnchen in Joghurtsauce
38 Garnelen-Sojakeimling-Pfanne
40 Heilbutt im Tomatensud
40 Rinderfilet auf Wurzelgemüse
41 Brotpudding mit Trauben
42 Spaghetti mit Broccolisauce
42 Lamm-Risotto
44 Kartoffel-Spargel-Topf
44 Kartoffelpizza
45 Fenchel-Kalbfleisch-Pfanne

46 **Alkoholfreie Durststiller**

46 Teepunsch
46 Heidelbeer-Joghurt-Trunk
46 Kefir-Drink
48 Melonen-Cocktail
48 Kräuter-Orangen-Tee
49 Buttermilch-Ananas-Mix
49 Apfel-Erdbeer-Saft

50 **Süße Kleinigkeiten**

50 Orangen-Mandarinen-Schnitten
52 Gefüllte Brandteigkugeln
52 Hirse-Joghurt-Creme
53 Ananaskuchen
54 Exotische Grütze
56 Himbeer-Kokos-Törtchen
56 Quarknockerln auf Kiwipüree
57 Möhrenplätzchen

58 **Die richtige Lebensmittelauswahl**

62 **Rezept- und Sachregister**

64 **Wichtiger Hinweis**

Abkürzungen bei den Nährwertangaben

kJ   Kilojoule
kcal Kilokalorien
EW   Eiweiß
F   Fett
KH   Kohlenhydrate

MEDIZINISCHE EINFÜHRUNG

Sie leiden an einer Erkrankung der Bauchspeicheldrüse (Pankreas) und Ihr Arzt hat Ihnen geraten, Diät einzuhalten. Sie werden sich sicher fragen, wo im Körper die Drüse liegt, was für Aufgaben sie hat, wie es zu Ihrer Erkrankung kommt und natürlich wie die Diät zusammengestellt sein muß. Antworten auf diese Fragen finden Sie in diesem Ratgeber.

Die Bauchspeicheldrüse: Aufbau und Funktion

Die Bauchspeicheldrüse liegt unterhalb des Magens zwischen der Biegung des Zwölffingerdarms und der Milz im hinteren Bauchraum. Sie ist relativ flach, ungefähr 12–15 cm lang und wiegt 70–110 g. In der Regel wird das Pankreas mit der Zuckerkrankheit und der Insulinherstellung in Verbindung gebracht. Seine Hauptaufgabe ist jedoch die Speichelproduktion. Der Speichel ist ein Gemisch aus Bikarbonat zur Neutralisierung des sauren Magensafts, Wasser und mehr als 20 verschiedenen Verdauungsfermenten. Er wird in vielen Läppchen gebildet und über ein verzweigtes Gangsystem mit der Galle in den Zwölffingerdarm abgegeben.

Die Fermente oder Enzyme spalten die Nährstoffe der Nahrung, damit sie über die Darmwand ins Blut aufgenommen werden können.

Es gibt drei Gruppen von Enzymen: Proteinasen zur Aufspaltung von Eiweiß, Lipasen zur Verdauung von Fett und Amylasen zur Spaltung von Kohlenhydraten. Gesteuert wird die Funktion der Bauchspeicheldrüse durch »Botenstoffe« aus dem Magen und dem Dünndarm sowie durch Nerven. Bereits der Geruch oder der Anblick von Speisen regt die Drüse zur Produktion der Enzyme an. Etwa 2% der Bauchspeicheldrüse besteht aus sogenannten Langerhans'schen Inseln, in denen verschiedene Botenstoffe – insbesondere das Insulin – gebildet werden.

Erkrankungen der Bauchspeicheldrüse

Unter welchen Umständen kann es zu Erkrankungen der Bauchspeicheldrüse kommen? Eine sehr wichtige Rolle spielen dabei die Essensgewohnheiten. So hat sich gezeigt, daß in Krisenzeiten mit geringer Nahrungszufuhr Erkrankungen der Bauchspeicheldrüse sehr selten auftreten. Umgekehrt treten Pankreasprobleme in den Industrieländern und bei übergewichtigen Menschen deutlich häufiger auf als in den Entwicklungsländer. Auch schlanke Menschen sind seltener betroffen. Regelmäßiger und starker Alkoholgenuß lösen ebenfalls Bauchspeicheldrüsenerkrankungen aus. Eine eventuell vorliegende erbliche Belastung spielt auch eine Rolle beim Auftreten einer Erkrankung.

Die akute Pankreatitis

Bei der akuten Form der Bauchspeicheldrüsenentzündung (Pankreatitis) ist Alkohol die Hauptursache. Häufig wird sie auch ausgelöst durch eine Abflußbehinderung des Pankreassaftes, bedingt insbesondere durch Gallensteine und Tumore. Die Entzündung kann auch durch erhöhte Blutfette, eine Erhöhung des Calciumspiegels im Blut oder durch einen ärztlichen Eingriff hervorgerufen worden sein. Oft ist die Ursache jedoch nicht sicher bekannt. Der Entzündungsprozeß wird vermutlich durch die Aktivierung der Pankreasenzyme im Organ selbst in Gang gesetzt, was wiederum eine Art Selbstverdauung der Bauchspeicheldrüse zur Folge hat.

Die akute Pankreatitis wird in der Regel im Krankenhaus behandelt. Im akuten Stadium bekommt der Betroffene Nulldiät. Die Kalorien und die Flüssigkeit werden über einen Venenkatheter zugeführt. In besonders schweren Fällen muß eine Magensonde eingeführt werden, um den die Bauchspeicheldrüse anregenden Magensaft fortlaufend zu entfernen. Nach Besserung des Krankheitsbildes wird die Kost schrittweise wieder aufgebaut. Wenn keine Komplikationen auftreten, die Ursachen beseitigt werden, kann die Krankheit geheilt werden. Nach der Ausheilung wird eine normal ausgewogene Ernährung empfohlen. Die Alkohol- und übermäßige Fettzufuhr sollte jedoch

MEDIZINISCHE EINFÜHRUNG

unbedingt vermieden werden, da es sich in beiden Fällen um auslösende oder zumindest begünstigende Faktoren handelt. Werden diese Empfehlungen nicht beachtet, kann sich eine chronische Bauchspeicheldrüsenentzündung entwickeln.

Die chronische Pankreatitis

Ungefähr 70–90% der Erkrankungsfälle an chronischer Pankreatitis werden durch Alkohol ausgelöst. Dabei besteht keine Beziehung zwischen der Menge des zugeführten Alkohols und der Wahrscheinlichkeit des Auftretens der Erkrankung. Die individuelle Toleranzbreite ist sehr groß. Eine durch Alkohol ausgelöste akute Pankreatitis erweist sich bei näherem Hinschauen meist als erneuter Schub einer chronischen Entzündung. Neben dem Alkohol spielen andere Ursachen eine untergeordnete Rolle und recht häufig kann der Auslöser nicht gefunden werden. Erst die chronische Pankreatitis kann erhebliche Folgen für die Lebensqualität nach sich ziehen und erfordert eine Umstellung der Ernährung. Bei der chronischen Pankreatitis treten immer wieder starke Schmerzen auf. Dauerschmerzen weisen auf Komplikationen hin, wie zum Beispiel die Bildung von Zysten (Flüssigkeitsgefüllte Hohlräume) oder Abflußhindernisse im Gangsystem. Seltener (bei 10–25% der Fälle) verläuft die Krankheit schleichend und für die Betroffenen weitgehend unbemerkt. Sehr einschneidend sind beim schleichenden Verlauf jedoch die Folgen. Zunächst kommt es zu einer schrittweisen Einschränkung der Organfunktion, die letztendlich zum Funktionsverlust (Insuffizienz) des Organs führt. Wenn bereits 90% der Bauchspeicheldrüse zerstört worden sind, klagen die Betroffenen über Gewichtsabnahmen, fettig-glänzende Stühle, Übelkeit, aufgetriebenem Bauch, Blähungen und Völlegefühl. Die Fettstühle (Steatorrhoe) sind das erste Zeichen der Pankreasinsuffizienz, da die Fettverdauung ausschließlich von den Lipasen (fettverdauenden Enzymen) der Bauchspeicheldrüse abhängig ist. Die unzureichende Verdauung der übrigen Nährstoffe – Kohlenhydrate und Eiweiß – ist nicht alleine auf die Pankreasfunktion angewiesen, so daß sich deren mangelhafte Verdauungstätigkeit in der Regel nicht bemerkbar macht. Der Mangel an Bikarbonat aus der Bauchspeicheldrüse zur Neutralisierung des sauren Magensaftes bewirkt eine Störung der Enzymwirkung im Darm und der Aufnahme von Vitaminen ins Blut. Hiervon besonders betroffen sind das Vitamin B_{12}-Cyanokomplex und die fettlöslichen Vitamine (A, D, E, K). In 30–50% der Fälle kommt es zusätzlich zur Manifestation einer Zuckerkrankheit (Diabetes mellitus). Diese ist jedoch nicht Thema dieses Buches. Zur Sicherung der Diagnose sind Blutanalysen und technische Untersuchungen wie zum Beispiel Ultraschall, Darstellung des Pankreasganges mit Kontrastmittel, Computertomographie und im Einzelfall eine Punktion oder Gewebeentnahme erforderlich. Unklar ist bisher, ob die chronische Pankreatitis gesetzmäßig allmählich fortschreitet, oder ob sie nach Behebung der Ursache zum Stillstand kommt oder sich sogar zurückbilden kann. Erwähnt werden sollten auch die Hämochromatose und die Mukoviszidose, zwei eigenständige angeborene Erkrankungen, die unter anderem auch eine chronische Pankreatitis zur Folge haben können. Ein besonderes Problem sind die bösartigen Tumore der Bauchspeicheldrüse, die bei entsprechender Größe und Lage im Organ naturgemäß über ein Abflußhindernis zu Entzündungen und Funktionsstörungen des Pankreas führen können. Sie müssen durch die oben erwähnten Untersuchungen rechtzeitig diagnostiziert werden, denn nur eine frühzeitige Operation bietet Chancen für eine Heilung.

Besonderheiten nach Operation

Trotz Einschränkung und Ernährungsumstellung können in etwa 20% der Fälle chronisch Kranker Komplikationen auftreten. Diese erfordern eine teilweise oder komplette Entfernung der Bauchspeicheldrüse sowie Teile von Magen und Dünndarm. Dies gilt insbesondere, wenn ein bösartiger

Tumor festgestellt wurde. In diesen Fällen müssen die Prinzipien der Diät bei Magenoperierten, bei Verdauungsinsuffizienz durch Ausfall der Bauchspeicheldrüse und nicht zuletzt bei Zuckerkrankheit unter einen Hut gebracht werden. Die Kost muß nach den Prinzipien der Diabetesdiät bei Insulinbehandlung zusammengestellt werden. Häufige kleine Mahlzeiten (mindestens 6) und Einnahme von Pankreasenzymen zu jeder Mahlzeit verbessern die Verträglichkeit. Treten wäßrige Durchfälle oder Schwächezustände mit Neigung zur Unterzuckerung nach den Mahlzeiten (Dumpingsyndrom) auf, sollten feste Nahrung und Getränke nicht gleichzeitig aufgenommen werden. Die normalen Fette müssen weitgehend durch MCT-Fette (»mittelkettige Triglyzeride«) ersetzt werden. Der erhöhte Proteinbedarf muß durch fettarme Lebensmittel gedeckt werden. Die Einstellung der Zuckerkrankheit mit Insulin ist in vielen Fällen schwierig und erfordert spezielle ärztliche Beratung. Da auch der Gegenspieler des Insulins, das ebenfalls in der Bauchspeicheldrüse gebildete Glukagon, fehlt, können schwere Unterzucker-Zustände auftreten. Dies gilt insbesondere für solche Patienten, die trotz aller Aufklärung auf den Genuß von alkoholischen Getränken nicht verzichten können.

Die Behandlung der chronischen Pankreatitis

Im Mittelpunkt der Behandlung der chronischen Pankreatitis steht die Diät. Je nach Schwere des Krankheitsbildes wird im Krankenhaus zunächst wie bei einer akuten Pankreatitis vorgegangen. Anschließend erfolgt der schrittweise Kostaufbau über Tee mit Zwieback, Schleimsuppen, Gemüsesäfte, verschiedenen Breiarten bis zu einer leicht verdaulichen Schonkost. Wichtig ist der absolute Verzicht auf Alkohol in jeglicher Form, auch koffeinhaltige Getränke sollten gemieden werden. Kommt es zu Fettstühlen, so muß die Fettzufuhr reduziert werden. Ein Anteil von 20–25% der Gesamtkalorienzufuhr sollte jedoch nicht unterschritten werden. Da die Betroffenen häufig untergewichtig sind, ist Fett ein wichtiger Energieträger. Eine eiweißreiche Diät ist empfehlenswert, zumal sehr oft ein Eiweißmangel vorliegt. Schlecht verträgliche Nahrungsmittel müssen individuell ermittelt und gemieden werden, genaue Hinweise dazu finden Sie auf den Seiten 58 bis 61. Bei den Kohlenhydraten wird Reis in der Regel besser vertragen als Kartoffeln und Teigwaren. Ballaststoffe sollten wegen der Neigung zu Blähungen nicht in zu großen Mengen zugeführt werden. Auch bei Nichtoperierten sollte das Essen auf 5–6 kleine Mahlzeiten über den Tag verteilt werden, um eine Überforderung des Verdauungsapparates zu vermeiden. Tritt eine Zuckerkrankheit auf, muß diese mit einer speziellen Diabetesdiät – in der Regel auch mit Insulin – behandelt werden. Ziele der diätetischen Behandlung sind die Verbesserung des Allgemeinbefindens mit der Zunahme des Körpergewichts, Abnahme der Beschwerden und die Normalisierung des Blutzuckers. Bleibt der Erfolg aus, so wird der behandelnde Arzt mit einem Enzymersatz in Tablettenform beginnen. Der saure Magensaft kann zusätzlich mit entsprechenden Medikamenten neutralisiert werden. In besonders hartnäckigen Fällen kann die Fettzufuhr teilweise auf besser verdauliche MCT umgestellt werden. Diese können ohne die Mithilfe von Verdauungssäften direkt vom Darm ins Blut aufgenommen werden. Sie werden vom Arzt verschrieben. Die Umstellung wird am besten vertragen, wenn sie langsam und schrittweise erfolgt. Bei einer Zufuhr von über 40 g pro Tag ist mit Übelkeit und Durchfall zu rechnen. Größere Mengen (100–150 g) werden jedoch teilweise toleriert. Auf die ergänzende Zufuhr von essentiellen Fettsäuren (zum Beispiel Distelöl) muß geachtet werden. Werden MCT-Fette verwendet, müssen die Blutfette kontrolliert werden, insbesondere wenn erhöhte Werte schon vor der Erkrankung bekannt waren.

ERNÄHRUNG: WAS IST ERLAUBT?

Die richtige Ernährung steht an 1. Stelle

Durch die Einhaltung der folgenden Ernährungsregeln verschwinden die Beschwerden bei den meisten Patienten – oder es wird eine erneute akute Entzündung verhindert. Bereits im Krankenhaus spielt die Ernährung eine wichtige Rolle. Dieses Buch hilft Ihnen, auch zu Hause die Ernährungsratschläge umzusetzen. Zu Hause gilt es, allmählich Ihren Speiseplan zu erweitern. Ziel sollte sein, eine individuell zusammengestellte gut verträgliche Dauerernährung zu finden.

Ernährungsempfehlungen

Eine spezielle Bauchspeicheldrüsendiät gibt es nicht mehr, darüber sind sich die Experten einig. Grundsätzlich wird eine ausgewogene Ernährung (leichte Vollkost) mit folgenden Besonderheiten empfohlen:

1. Kein Alkohol
Um neue Krankheitsschübe zu vermeiden, sollten Sie auf Alkohol verzichten.

2. Wenig Fett
An zweiter Stelle steht die Einschränkung der Fettzufuhr, die nach neuesten Erkenntnissen den Empfehlungen für den Gesunden angepaßt wird. Das kann eine Fettmenge von 25–30% der gesamten Tages-Energiemenge sein, wenn die Bauchspeicheldrüse noch genug Lipase (fettspaltendes Enzym) produziert. Unter 20% der Gesamt-Kalorienzufuhr sollte der Fettanteil jedoch nicht sinken, da bei Untergewichtigen auf Fett als wichtiger Energieträger nicht verzichtet werden kann. Fett enthält auch lebenswichtige Fettsäuren. Beachten Sie allerdings, daß Sie wahrscheinlich vor Ihrer Erkrankung mehr als die empfohlene Fettmenge verzehrt haben und im Vergleich dazu auf jeden Fall den Fettkonsum einschränken sollten. Wie Sie die Fettmenge genau errechnen und Ihre Tagespläne erstellen können, finden Sie auf den Seiten 10 und 11.

3. Viele Mahlzeiten
Besser bekömmlich ist das Essen, wenn Sie mehrere kleine Mahlzeiten über den Tag verteilen. Da die Bauchspeicheldrüse kleinere Mengen Verdauungsenzyme ausschüttet, sollten Sie nur kleine Portionen auf einmal essen.

4. Reizarme Lebensmittel
Was die Lebensmittelauswahl betrifft, gilt der Grundsatz »Erlaubt ist, was bekommt«. Damit Sie aber nicht wahllos herumprobieren müssen, gibt es wichtige Anhaltspunkte. Lebensmittel werden meist unterschiedlich vertragen, es kommt dabei aber auch auf ihre Zubereitung an.

Generell enthält eine reizarme Kost keine stark blähenden, scharf gebratenen oder frisch gebackenen Lebensmittel. Ebenso sollten Sie sehr süße, sehr heiße oder sehr kalte Speisen meiden. Würzen Sie mit frischen Kräutern und wenig Salz und verzichten Sie auf Scharfes.

Welche Lebensmittel in welcher Zubereitungsform gut verträglich und welche weniger gut verträglich sind, finden Sie in der großen Tabelle auf den letzten 4 Seiten dieses Buches.

5. Kalorienzufuhr und Nährstoffverteilung
Je nach Geschlecht, Alter und Körperbau wird Ihr Arzt Ihnen genaue Angaben über Ihren Bedarf an Kalorien und Nährstoffen gemacht haben.

Die durchschnittliche Empfehlung lautet:
Energiezufuhr: 8800–9200 kJ (2150–2250 kcal)
Eiweiß: 10–15% der Energiezufuhr
Fett: 25–30% der Energiezufuhr
Kohlenhydrate: 50–60% der Energiezufuhr
Ballaststoffe: 30 g

Beginnen Sie mit 30–40 g Fett pro Tag und steigern Sie die Menge allmählich auf 60–70 g. Wie Sie Ihre Tageszufuhr in Gramm berechnen und Ihre Tagespläne erstellen können, ist auf den Seiten 10 und 11 genau beschrieben. Die Ballaststoff-Empfehlung wurde nach neuesten Erkenntnissen, ebenso wie die Fettzufuhr, auf die allgemeine Empfehlung für Gesunde angehoben. Da ein hoher Ballaststoffgehalt die Verdauung fördert, gut sättigt und auch Schadstoffe aus der Nahrung bindet, sollten Sie bei einer Pankreatitis nicht auf sie verzichten. Steigern Sie den Verzehr von pflanzlichen Lebensmitteln langsam. So kann sich die Darmflora entwickeln, ohne daß es zu unangenehmen Blähungen kommt. Dies gilt insbesondere, wenn Sie vor der Erkrankung nur wenig Ballaststoffe gegessen haben.

Wie Sie das Richtige aus der Tabelle wählen

Zu Beginn sollten Sie die ausführliche Verträglichkeitstabelle auf den Seiten 58–61 genau studieren, denn sie hilft Ihnen bei der richtigen Wahl von Lebensmitteln. In der ersten Spalte finden Sie die Lebensmittel, die von den meisten Betroffenen gut vertragen werden und aus denen Sie Ihren Speiseplan zusammenstellen sollten. Alle Rezepte dieses Buchs werden ausschließlich mit Zutaten aus dieser Spalte zubereitet. Nach einiger Zeit können Sie sich dann auch einmal an die mittlere Spalte wagen. Sie sollten jedoch bei allen Lebensmitteln, deren Verträglichkeit Sie nicht kennen, mit kleinen Mengen starten. Es kann auch sein, daß Sie manche Lebensmittel überhaupt nur in geringen Mengen vertragen. Die letzte Spalte der Tabelle enthält alle Lebensmittel oder Gerichte, die meist schlecht verträglich sind. Diese sollten Sie nur in Ausnahmefällen oder in sehr kleinen Mengen verzehren.

Tip!
Kopieren Sie sich diese Liste, damit Sie beim Einkauf, im Restaurant oder in der Kantine die richtige Wahl treffen können.

Enzympräparate

Durchfälle oder Fettstühle deuten darauf hin, daß Ihre Bauchspeicheldrüse nicht mehr genug Lipase produziert. Möglicherweise hat Ihnen Ihr Arzt Enzympräparate verschrieben. Gleichzeitig wird Ihnen der Arzt die entsprechende Fettmenge angeben. Es kann aber auch sein, daß Sie die richtige Menge erst durch Probieren finden. In jedem Fall können Sie sich an die Empfehlungen und Rezepte in diesem Buch halten.

Mittelkettige Triglyzeride (MCT)

Bei langanhaltenden Fettstühlen und starker Gewichtsabnahme wird der Arzt MCT-Spezialfette verordnen. Diese Fette haben den Vorteil, daß sie ohne vorherige Spaltung durch die Lipase im Darm aufgenommen werden können.

Die üblichen, schwerverdaulichen Öle und Fette werden gegen MCT-Fette ausgetauscht. In Ausnahmefällen, zum Beispiel bei starkem Untergewicht, werden sie auch ergänzend als Energielieferant in Gerichte eingebaut. In Absprache mit Ihrem Arzt können Sie auch die Rezepte dieses Buchs verwenden und die Koch- und Streichfette durch MCT-Öl beziehungsweise MCT-Margarine ersetzen.

Beachten Sie dabei:
- Die MCT-Fette dürfen nur schrittweise eingeführt werden. Die tägliche Zufuhr der MCT-Fette sollte um Portionen von 10 g langsam auf die gewünschte Menge gesteigert werden.
- 40 g MCT-Fette pro Tag werden gut vertragen, eine höhere Menge kann toleriert werden.
- Die MCT-Margarine sollte nur als Streichfett verwendet werden oder nach dem Garen unter warme Speisen gerührt werden.
- Das MCT-Öl darf nicht über 120–130° erhitzt werden: das heißt, das Öl immer bei mittlerer Hitze erhitzen. Nicht geeignet ist es zum Frittieren. Für Salate kann es wie anderes Öl verwendet werden.

Die MCT-Spezialfette können Sie bestellen bei:
UNION Deutsche Lebensmittelwerke GmbH,
Postfach 501020,
W-2000 Hamburg 50

ERNÄHRUNG: WAS IST ERLAUBT?

RICHTIG EINGEKAUFT UND ZUBEREITET

Das Etikett gibt Auskunft über den Inhalt

Beim Einkauf sollten Sie immer auf die Qualität der Ware achten. Kaufen Sie frisches Obst und Gemüse, das gerade Saison hat. Bei chronischer Pankreatitis sollten Sie außerdem noch auf andere Werte des Produkts achten:

• Bei verpackter Ware informiert Sie immer eine Zutatenliste über alle Inhaltsstoffe des Produkts. Die Zutaten sind nach ihrer Menge in absteigender Reihenfolge geordnet. Steht beispielsweise auf einer Müslipackung Zucker an erster oder zweiter Stelle, ist das Müsli stark gesüßt. Wählen Sie ein Müsli, bei dem der Zucker weit hinten steht oder gar nicht vorkommt.

• Auf vielen Packungen finden Sie auch genaue Angaben über den Kalorien-, Eiweiß-, Fett-, Kohlenhydrat- und Ballaststoffgehalt. Hier sollten Sie besonders die Fettmenge genau beachten.

• Achten Sie auf versteckte Fette in Fleisch, Wurst und Milchprodukten. Auf verpackter Ware finden Sie entsprechende Angaben. Bei frischer Ware gibt Ihnen das Verkaufspersonal Auskunft. Fragen Sie einfach nach. Nehmen Sie die Tabellen auf den Seiten 58–61 zu Hilfe und wählen Sie Produkte aus der Spalte »gut verträglich« aus.

• Der Fettgehalt von Käse ist auf der Packung immer in der Trockenmasse (i.Tr.) angegeben. Leider erfährt der Verbraucher damit nur sehr ungenau, wieviel Fett wirklich enthalten ist. Da gerade bei Pankreatitis der Fettgehalt sehr wichtig ist, können Sie mit Hilfe folgender Formeln die tatsächliche Fettmenge selbst abschätzen. Dazu müssen Sie die Angabe über Fett i.Tr. je nach Käsesorte mit folgenden Faktoren multiplizieren:
– bei Frischkäse   mit 0,3
– bei Weichkäse   mit 0,5
– bei Schnittkäse   mit 0,6
– bei Hartkäse   mit 0,7
Rechenbeispiel:
– Gouda (Schnittkäse) mit 45% Fett i.Tr. enthält $45 \times 0{,}6 = 27\%$ Fett absolut. Das bedeutet: in 100 g Gouda sind 27 g Fett enthalten.
– Gouda (Schnittkäse) mit 30% Fett i.Tr. enthält $30 \times 0{,}6 = 18\%$ Fett absolut oder 18 g Fett in 100 g.
Hinweis: Quark ist ein Frischkäse.

• Zum Kochen oder für die Salatsauce sollten Sie hochwertige Öle verwenden, da diese die lebensnotwendigen sogenannten »mehrfach ungesättigten Fettsäuren« enthalten. Reich an diesen Fettsäuren sind Keimöle, Distelöl und Sonnenblumenöl. Auch bei der Auswahl des richtigen Öls hilft Ihnen die Tabelle auf den Seiten 58–61 weiter.

• Bei den Streichfetten können Sie zwischen Margarine und Butter wählen. Beide enthalten etwa 80% Fett. Hochwertige reine Pflanzenmargarine zeichnet sich durch einen hohen Gehalt an »mehrfach ungesättigten Fettsäuren« aus. Achten Sie aber genau auf das Etikett. Mit »Diät-Margarine« werden besonders hochwertige, nicht jedoch fettärmere Produkte bezeichnet. Erst der Aufdruck »Halbfett« bedeutet, daß weniger Fett enthalten ist.

• Als »Diät-Produkte« werden Waren bezeichnet, die bei speziellen Krankheiten eingesetzt werden. Sie haben aber nicht unbedingt weniger Kalorien, noch müssen sie fettärmer sein. Die meisten Diät-Produkte sind für Diabetiker hergestellt und bringen keinen Vorteil für die Ernährung bei Pankreatitis.

• »Light«, »Leicht«, »Ultra« oder ähnliche Bezeichnungen sagen aus, daß diese Produkte im Vergleich zu herkömmlichen Produkten bezüglich eines Inhaltsstoffs verändert sind. Es kann der Koffeingehalt verringert, Zucker durch Süßstoff ersetzt sein oder weniger Fett enthalten sein. Die fettreduzierten Produkte sind für Sie von Bedeutung. Einige Käsesorten, Milchprodukte oder Wurstsorten finden Sie unter der Bezeichnung »Leicht« im Handel. Überzeugen Sie sich aber genau anhand des Etiketts, ob auch wirklich weniger Fett als normalerweise enthalten ist.

Schonende Zubereitung

Bei der Zubereitung von Lebensmitteln sollten Sie versuchen, die gute Qualität zu erhalten und vor allem bei Gemüse und Obst die Vitamine und Mineralstoffe zu schonen. Weil Gegartes häufig besser verträglich ist als Rohes, sollten Sie besonderes Augenmerk auf die Garzeiten und die Garmethoden legen. Garen Sie die Produkte so kurz wie möglich und nur so lang wie nötig. Damit keine Nährstoffe in das Kochwasser übergehen, eignen sich Dünsten oder Dämpfen besonders gut. Die Kochflüssigkeit, die durch Dünsten entsteht, sollte möglichst bei der Zubereitung der Sauce verwendet werden.

Verzichten Sie auf scharfes Anbraten, denn die dabei entstehenden Röststoffe werden meist schlecht vertragen. Auf Steaks, Gegrilltes und ähnliches sollten Sie deshalb verzichten. Zum schonenden Anbraten muß die Pfanne oder der Topf zunächst kurz auf höchster Stufe aufgeheizt und dann auf die mittlere Stufe zurückgeschaltet werden, bevor das Fett und Bratgut hineingegeben werden. Bei allen Rezepten in diesem Buch wurde dies natürlich berücksichtigt.

Fettarme Garmethoden

Für eine fettarme Ernährung ist nicht nur die Zutatenwahl entscheidend, sondern auch die Zubereitung. Eine fettarme Zutat, wie zum Beispiel die Kartoffel, kann je nach Zubereitung geeignet oder ungeeignet sein. Wie Sie auch der Tabelle am Ende dieses Buches entnehmen können, ist die Salzkartoffel oder Pellkartoffel ein ideales Lebensmittel. Bratkartoffeln und Pommes frites dagegen machen der fettarmen Kartoffel keine Ehre mehr. Damit sind auch schon die beiden Garmethoden genannt, die ungeeig-

net sind, nämlich Fritieren und Braten mit viel Fett.
Geeignet sind dagegen folgende Garmethoden:
- Dünsten in Töpfen mit Sandwichboden und dicht schließendem Deckel
- Dämpfen
- Schmoren bei mildem Anbraten mit wenig Fett
- Mildes Braten in beschichteter Pfanne mit wenig Fett
- Garen im Tontopf, in der Folie oder im Bratschlauch
- Garen im Schnellkochtopf
- Garziehen in Brühe
- Kurzes Blanchieren
- Garen in der Mikrowelle

Brühen und Saucen entfetten

Bei selbstgemachter Fleischbrühe oder auch bei Schmorbraten kocht sich Fett aus dem Fleisch heraus und setzt sich an der Oberfläche ab. Um dieses zu entfernen, gibt es mehrere Methoden. Sie können das Fett abschöpfen, mit einem Küchenpapier abtupfen oder in einen Saucenentfetter geben. Mit diesem, in Haushaltswarenläden erhältlichem Kännchen, können Sie die Sauce von unten abgießen, das Fett bleibt im Gefäß. Brühen können Sie erst kühlstellen und dann das festgewordene Fett entfernen.

Essen außer Haus

Wer regelmäßig oder auch nur gelegentlich im Restaurant oder in der Kantine ißt, hat es besonders schwer, die Ernäh-

rungsregeln einzuhalten. Damit Sie auch solche Hürden meistern, gibt es einige praktische Tips:
- Wählen Sie mit Hilfe der Tabelle auf den Seiten 58–61 das richtige Gericht aus.
- Fragen Sie nach der Zubereitungsmethode, wenn Sie nicht auf der Speisekarte vermerkt ist. Die geeigneten Garmethoden sind oben beschrieben. Entscheiden Sie sich zum Beispiel für ein Schnitzel natur, anstatt paniertem Wiener Schnitzel.
- Die Beilagen wie Gemüse oder Kartoffeln können Sie durchaus ändern lassen. Meist ist dies möglich, wenn Sie andere auf der Speisekarte aufgeführte Beilagen wählen.
- Bestellen Sie Salate immer ohne Dressing und bitten Sie um Essig und Öl. So können Sie das Öl und die Gewürze selbst dosieren.

TAGESPLÄNE SELBST ZUSAMMENSTELLEN

Das sollten Sie beachten

- Alle nachfolgenden Rezepte sind hinsichtlich der Verträglichkeit der Zutaten, des Fettgehalts und der Garmethode den Bedürfnissen bei chronischer Pankreatitis angepaßt. Daß es sich hier nicht um eine Krankenkost handelt, werden Sie bereits beim Durchlesen, spätestens aber beim Nachkochen feststellen. Sie müssen auf keinen Fall extra kochen, denn die Gerichte schmecken auch Ihrem Partner, der Familie oder den Gästen.
- Die Rezepte sind für 2 Personen konzipiert, da es meist leichter ist, ein Rezept bei Bedarf zu vervielfachen, als es zu teilen.
- Wenn im Zutatenblock Öl genannt ist, können Sie zwischen Sonnenblumen-, Distel- und Keimölen, entsprechend der 1. Spalte der Verträglichkeitstabelle, wählen.
- Damit Sie die Fettmengen genau einhalten können, sollten Sie sich eine genaue Küchenwaage anschaffen, am besten eine mit Digitalanzeige.

So erstellen Sie Ihren Tagesplan

Zugegeben, es erfordert ein wenig Mühe und Zeit, die Tagespläne zu errechnen. Doch wenn Sie Ihre Ernährung genau nehmen wollen, müssen Sie die Haupt- und Zwischenmahlzeiten richtig zusammenstellen.
Sie brauchen dazu Die große GU-Nährwerttabelle und einen großen Block oder ein Heft. Teilen Sie sich pro Tag eine Seite wie in nebenstehender Tabelle ein oder kopieren Sie ein Muster.
Zur Übung können Sie zunächst 1 Woche lang ein Protokoll führen. Schreiben Sie dafür alle verzehrten Lebensmittel und Getränke auf, möglichst mit genauer Mengenangabe. Rezepte aus diesem Buch können Sie natürlich gleich einbauen, die Nährwerte müssen nur später übertragen werden. Die Werte der übrigen Lebensmittel und Getränke können Sie am Ende des Tages berechnen. Streichen Sie an, welche Zutat oder Mahlzeit geändert werden muß. Ziel ist es, die Pläne im voraus zu erstellen, zumindest soweit Sie die Mahlzeiten planen können.

Umgang mit Nährwerttabelle und -berechnung

Für jedes Lebensmittel tragen Sie die Werte in die Tabelle ein. Achten Sie auf die Mengenangabe in der Tabelle: Steht dort zum Beispiel 1 Stück (30 g) oder beziehen sich die Werte auf 100 g des Lebensmittels?

Rechenbeispiel für 150 g Apfel:

100 g Apfel = 50 kcal
10 g Apfel = 50 kcal : 10 = 5 kcal
150 g Apfel = 5 kcal x 15 = 75 kcal

Ihren persönlichen Nährstoffbedarf müssen Sie anhand der folgenden Rechenbeispiele auf den Seiten 6 und 7 einmal berechnen. Wahrscheinlich wird Ihr Arzt Ihnen die Energiemenge in Kalorien vorgeben. Das folgende Beispiel zeigt, wie Sie bei einer Energiezufuhr von 2200 kcal die Eiweiß-, Fett- und Kohlenhydratanteile berechnen.

Rechenbeispiel für Eiweiß:

10–15% von 2200 kcal = 220–330 kcal
1 g Eiweiß = 4 kcal
= 220–330 : 4 =
55–82 g Eiweiß pro Tag

Rechenbeispiel für Fett:

25–30% von 2200 kcal = 550–660 kcal
1 g Fett = 9 kcal
= 550–660 : 9 =
61–73 g Fett pro Tag

Rechenbeispiel für Kohlenhydrate:

50–60% von 2200 kcal = 1100–1320 kcal
1 g Kohlenhydrate = 4 kcal
= 1100–1320 kcal : 4 kcal =
275–330 Kohlenhydrate pro Tag

Am wichtigsten für die Ernährung bei chronischer Pankreatitis sind die Kalorienzufuhr und die Fettmengen.

Beispiel für einen Tagesplan

Datum: Lebensmittel oder Getränk	Menge	kcal	Eiweiß	Fett	Kohlen-hydrate	Ballast-stoffe
Frühstück: Käsebrötchen (Seite 12)	1 Portion	230	15,0 g	8,0 g	23,0 g	4,0 g
Früchtetee	2 Tassen (250 ml)	–	–	–	–	–
mit Zucker	1 Teel. (5 g)	20	–	–	5,0 g	–
Zwischenmahlzeit: Banane (geschält)	1 Stück (150 g)	122	1,7 g	0,3 g	28,2 g	4,5 g
Mineralwasser	1 Glas (200 ml)	–	–	–	–	–
Mittagessen: Apfel-Sellerie-Rohkost (Seite 17)	1 Portion	190	6,0 g	8,0 g	25,0 g	9,0 g
Roggenvollkornbrot	1 gr. Sch. (80 g)	165	6,0 g	1,1 g	32,8 g	5,6 g
Butter	1 Teel. (5 g)	38	–	4,2 g	–	–
Orangensaft	500 ml	240	3,6 g	1,0 g	56,0 g	–
Zwischenmahlzeit: Gefüllte Brandteigkugeln (Seite 52)	1 Stück	110	5,0 g	5,0 g	11,0 g	1,0 g
Koffeinfreier Kaffee	1 Tasse (1/4 l)	–	–	–	–	–
Zucker	1 Teel. (5 g)	20	–	–	–	–
Abendessen: Cannelloni mit Broccolifüllung (Seite 34)	1 Portion	570	35,0 g	28,0 g	46,0 g	6,0 g
Apfelsaft	500 ml	240	0,5 g	–	59,0 g	–
Spätmahlzeit: Möhrenplätzchen (Seite 57)	5 Stück	250	5,0 g	5,0 g	45,0 g	5,0 g
Mineralwasser	200 ml	–	–	–	–	–
Gesamtsumme:		2195	77,8 g	60,6 g	331,0 g	35,1 g
Gewünschte Werte:		2200	55–82 g	61–72 g	300–330 g	30 g

TAGESPLÄNE SELBST ZUSAMMENSTELLEN

FRÜHSTÜCKSIDEEN, DRESSINGS

Auf aufwendige Frühstücksrezepte wurde verzichtet. Hier finden Sie Kurzrezepte für jeden Geschmack. Mit Hilfe der nebenstehenden Nährwerttabelle können Sie Ihr Lieblingsfrühstück zusammenstellen.

Kiwimüsli

Zutaten für 1 Person:
1 Kiwi
50 g gemischte Vollkorngetreideflocken
100 g Joghurt (1,5% Fett)
100 ml Milch (1,5% Fett)
1 Teel. Kakaogetränkepulver

Ganz einfach

Zubereitungszeit: etwa 10 Min.

Pro Person etwa:
1 300 kJ/310 kcal
15 g EW · 5 g F · 47 g KH
5 g Ballaststoffe

1. Die Kiwi schälen, vierteln und in dünne Scheiben schneiden. Mit den Getreideflocken, dem Joghurt, der Milch, dem Kakaopulver verrühren und etwa 5 Minuten quellen lassen.

Käsebrötchen

Zutaten für 1 Person:
1 kleine Möhre (etwa 50 g)
1 Vollkornbrötchen
1 Teel. leichter Frischkäse
40 g Edamer oder Gouda in Scheiben (30% Fett i.Tr.)

Raffiniert

Zubereitungszeit: 5–10 Min.

Pro Person etwa:
960 kJ/230 kcal
15 g EW · 8 g F · 23 g KH
4 g Ballaststoffe

1. Die Möhre schälen und fein raspeln. Das Brötchen aufschneiden, beide Hälften mit dem Frischkäse bestreichen und mit dem Käse belegen. Die Möhren darüber streuen.

Vollkornbrot mit Quark

Zutaten für 1 Person:
½ Bund gemischte Kräuter, je nach Saison (zum Beispiel Petersilie, Basilikum, jedoch ohne Schnittlauch)
100 g Magerquark
Salz
1 große Scheibe Vollkornbrot (etwa 70 g)

Schnell

Zubereitungszeit: etwa 5 Min.

Pro Person etwa:
910 kJ/220 kcal
19 g EW · 1 g F · 33 g KH
3 g Ballaststoffe

1. Die Kräuter waschen, trockenschütteln und fein hacken. Mit dem Quark und Salz verrühren. Das Brot damit bestreichen.

Wurstbrot

Zutaten für 1 Person:
1 kleine Tomate
1 Scheibe Vollkornbrot (etwa 50 g)
½ Teel. Butter oder Margarine
40 g Putenwurstaufschnitt (3–5% Fett)

Ganz einfach

Zubereitungszeit: etwa 5 Min.
Pro Person etwa:
740 kJ/170 kcal
11 g EW · 5 g F · 23 g KH
7 g Ballaststoffe

1. Die Tomate waschen, vom Stielansatz befreien und in dünne Scheiben schneiden. Das Brot mit der Butter oder der Margarine bestreichen. Mit der Wurst und den Tomatenscheiben belegen.

Fettarme Salatdressings

Salat und Rohkost sind wegen ihres hohen Vitamin-, Mineralstoff- und Ballaststoffgehaltes sehr gesund und schmecken als Zwischenmahlzeit oder leichtes Abendessen. Die Salatzutaten enthalten, mit Ausnahme der Avocado, kein Fett. Die Sauce ist jedoch meistens sehr fettreich. 1 Eßlöffel Öl liefert bereits 12 g reines Fett. Bereits 3 Eßlöffel Öl machen die Hälfte der Tagesration aus. Anstatt Öl können Sie zum Beispiel Gemüse- oder Fleischbrühe verwenden. Auch Joghurtdressings sind eine fettarme Alternative.

Zutaten für Ihr Lieblingsfrühstück

Lebensmittel	Menge	kJ	kcal	Eiweiß	Fett	Kohlen-hydrate	Ballast-stoffe
Roggenvollkornbrot	50 g	432	103	3,8 g	0,7 g	20,5 g	3,5 g
Weizenvollkorntoast	20 g	220	52	1,7 g	1,2 g	8,6 g	0,8 g
Knäckebrot	10 g	133	32	1,0 g	0,2 g	6,6 g	1,4 g
Vollkornhaferflocken	50 g	760	182	6,9 g	3,5 g	30,6 g	3,4 g
Cornflakes	30 g	421	101	2,3 g	0,2 g	23,3 g	1,2 g
0½ Teel. Butter oder Margarine	3 g	96	23	0	2,5 g	Spuren	–
Geflügelwurst	30 g	136	32	4,9 g	1,4 g	Spuren	–
Bierschinken	30 g	295	71	4,7 g	5,8 g	Spuren	–
Schinken, ohne Fettrand	30 g	188	45	8,9 g	0,9 g	Spuren	–
Honig	20 g	272	65	0,6 g	–	16,2 g	Spuren
Konfitüre	20 g	224	53	0,1 g	Spuren	13,2 g	0,6 g
Milch (1,5% F.)	200 g	390	94	6,8 g	3,0 g	9,8 g	–
Naturjoghurt (1,5% F.)	150 g	273	66	5,1 g	2,3 g	6,2 g	–
Magerquark	100 g	304	74	13,6 g	0,4 g	4,0 g	–
1 Ei	60 g	351	84	6,7 g	6,2 g	0,3 g	–
1 Apfel, ungeschält	150 g	312	75	0,3 g	0,9 g	16,4 g	4,5 g

FRÜHSTÜCKSIDEEN, DRESSINGS

Im Rezeptteil finden Sie Salate, die fettarm zubereitet werden. Diese Saucen können Sie natürlich auch mit anderen Salaten kombinieren.

Joghurt-Kräuter-Dressing

Zutaten für 2 Personen:
1 Bund gemischte Kräuter (zum Beispiel Petersilie, Basilikum, jedoch ohne Schnittlauch)
100 g Joghurt (1,5% Fett)
1 Eßl. Balsamessig (Aceto balsamico)
1 Eßl. Öl
1 Prise Zucker
Salz
schwarzer Pfeffer, frisch gemahlen

Gelingt leicht

Zubereitungszeit: etwa 10 Min.

Pro Person etwa:
330 kJ/79 kcal
2 g EW · 7 g F · 3 g KH
0 g Ballaststoffe

1. Die Kräuter waschen und fein hacken. Mit dem Joghurt, dem Essig, dem Öl, dem Zucker, Salz und Pfeffer verrühren. Paßt zu gemischten Salaten.

Früchte-Dressing

Zutaten für 2 Personen:
2 getrocknete Apfelringe
1 Beutel Früchtetee
1 Teel. Zitronensaft
1 Prise Zucker, Salz, 1 Eßl. Öl

Raffiniert

Zubereitungszeit: etwa 20 Min.

Pro Person etwa:
300 kJ/71 kcal
0 g EW · 6 g F · 4 g KH
0 g Ballaststoffe

1. Die Apfelringe klein würfeln. Den Teebeutel und die Würfel mit 50 ml kochendem Wasser überbrühen, etwa 15 Minuten ziehen lassen.

2. Den Teebeutel entfernen. Den Tee mit dem Zitronensaft, dem Zucker und Salz verrühren. Zuletzt das Öl unterschlagen. Paßt zu Blattsalaten.

KÖSTLICHES FÜR UNTERWEGS

Thunfisch-Taschen

Teigtaschen sind beliebte Snacks für zwischendurch, egal mit welcher Füllung. Gekaufte Teigtaschen enthalten oft einen fetten Blätterteig und eine kalorien- und fettreiche Füllung. In diesem Rezept wird die Thunfischfüllung von einem fettfreien Hefeteig eingehüllt.

Zutaten für 20 Stück:
½ Teel. Zucker
½ Würfel Hefe (20 g)
250 g Weizenvollkornmehl
½ Teel. Salz
200 g Tomaten
1 Bund Petersilie
1 Dose Thunfisch, naturell ohne Öl (200 g)
150 g Magerquark
1 Ei
2 Eßl. Weizenvollkornmehl
Muskatnuß, frisch gerieben
1 Eßl. Tomatenmark
Für das Blech: Backpapier
Für die Arbeitsfläche: Mehl

Zum Einfrieren

Zubereitungszeit: etwa 1¾ Std.
(+ Backzeit pro Blech etwa 20 Min.)
(+ etwa 1¼ Std. Ruhezeit)

Bei 20 Stück pro Stück etwa:
kJ 330/kcal 79
5 g EW · 2 g F · 10 g KH
2 g Ballaststoffe

1. Den Zucker in einem kleinen Gefäß in 190 ml lauwarmem Wasser verrühren. Die Hefe hineinbröckeln, auflösen und zugedeckt an einem warmen Ort etwa 15 Minuten gehen lassen.

2. Das Mehl mit dem Salz in einer Rührschüssel mischen und das Hefe-Wasser dazugießen. Mit dem Knethaken des Handrührgeräts etwa 5 Minuten zu einem elastischen Teig verkneten. Falls der Teig noch klebt, etwas Mehl unterkneten. Den Teig zu einer Kugel formen und zugedeckt etwa 1 Stunde an einem warmen Ort gehen lassen.

3. Etwa 10 Minuten vor Ende der Gehzeit die Tomaten waschen, abtrocknen, Stielansatz entfernen und klein würfeln. Die Petersilie waschen, trockenschütteln und fein hacken. Den Thunfisch abtropfen lassen, mit einer Gabel grob zerteilen.

4. Für die Füllung die Tomaten, den Thunfisch, den Quark, das Ei und 2 Eßlöffel Mehl in einer Schüssel verrühren. Mit Petersilie, Salz und Muskat abschmecken.

5. Den Backofen auf 200° vorheizen. Den Teig auf bemehlter Arbeitsfläche noch einmal kräftig kneten, dann dünn zu einem etwa 40 x 50 cm großen Rechteck ausrollen. Die Rechtecke in etwa 10 x 10 cm große Quadrate schneiden.

6. Etwa 1 Eßlöffel von der Füllung auf jedes Quadrat geben. Den Teig zu einem Dreieck zusammenklappen oder die Ecken zur Mitte klappen. Die Ränder andrücken und etwa 10 Taschen auf ein mit Backpapier ausgelegtes Blech setzen. Im Ofen (Mitte) etwa 20 Minuten backen (Gas: Stufe 3).

7. Die restlichen Taschen mit einem Tuch abdecken und ebenfalls wie beschrieben backen. Die Thunfisch-Taschen noch heiß mit dem Tomatenmark bestreichen und auf einem Rost auskühlen lassen. Wegen der Bekömmlichkeit die Taschen erst am nächsten Tag essen oder einfrieren.

Tip!

Bereiten Sie am besten gleich eine größere Menge zu und frieren Sie die Taschen portionsweise ein. Bei Bedarf muß das Gebäck nur aufgetaut werden. Berufstätige brauchen morgens nur die Taschen einpacken, bis zum Mittagessen sind sie aufgetaut.

Die fettarmen Thunfisch-Taschen eignen sich als Zwischenmahlzeit, sind aber auch als schnelles Mittagessen für Berufstätige gedacht.

KÖSTLICHES FÜR UNTERWEGS

KÖSTLICHES FÜR UNTERWEGS

Roastbeef-Baguette

Fertige Sandwiche als Snack bieten einige Bäcker, Metzger oder Imbißgeschäfte an. Doch meist sind sie ziemlich fett belegt. Viel gesünder ist das Roastbeef-Baguette. Anstatt Butter wird Kräuterquark aufgestrichen, darüber liegen Salatblätter. Als Belag wechseln sich Roastbeef und Camembert ab.

Zutaten für 2 Personen:
3 Zweige Pimpernelle oder andere frische Kräuter
2 Eßl. Magerquark
Salz
einige Blätter Lollo rosso
250 g Vollkornbaguette (½ Stange oder 2 kleine Baguettes)
50 g Camembert (30% Fett i.Tr.)
100 g Roastbeef, dünn geschnitten

Rezept zum Umschlagbild

Zubereitungszeit: etwa 15 Min.

Pro Portion etwa:
1700 kJ/400 kcal
28 g EW · 10 g F · 52 g KH
7 g Ballaststoffe

1. Die Pimpernelle oder die Kräuter waschen und trockenschütteln. Die Blättchen abzupfen und fein hacken. In einer kleinen Schüssel mit dem Quark verrühren und mit Salz abschmecken.

2. Den Salat waschen, trockenschütteln und eventuell mit Küchenpapier trockentupfen.

3. Das Baguette längs halbieren. Die Schnittflächen dünn mit Kräuterquark bestreichen. Die Salatblätter darauf verteilen.

4. Den Camembert in dünne Scheiben schneiden. Die Roastbeefscheiben einzeln aufrollen. Jeweils eine Baguettehälfte abwechselnd mit Camembert und Roastbeefröllchen belegen. Die andere Hälfte darüber klappen.

Tip!

In einer Frischhaltebox mit Deckel kann das Sandwich mitgenommen werden. Ideal wäre, das Sandwich bis zum Verzehr zu kühlen. Es hält sich aber auch außerhalb des Kühlschranks 4–5 Stunden. Wer auf die Optik Wert legt, bestreicht die Baguettes nur mit Quark und nimmt den vorbereiteten Salat und den Belag extra mit. Dann können Sie das Sandwich schnell an Ort und Stelle frisch belegen.

Tomaten-Frischkäse

Brot muß nicht immer mit Wurst oder Käse belegt werden. Wesentlich fettärmer ist diese Frischkäsezubereitung. Körniger Frischkäse enthält pro 100 g nur etwa 5 g Fett, der Magerquark sogar nur 0,1 g. Beide sind reich an Calcium und Eiweiß. Die Tomate enthält viele Vitamine.

Zutaten für 2 Personen:
100 g körniger Frischkäse (Hüttenkäse)
100 g Magerquark
2 Tomaten
½ Bund gemischte Kräuter (zum Beispiel Basilikum, Petersilie, jedoch ohne Schnittlauch)
1 Eßl. Hefeflocken
Paprikapulver, edelsüß
schwarzer Pfeffer, frisch gemahlen
4 Scheiben Vollkornbrot (je etwa 50 g)

Einfach · Schnell

Zubereitungszeit: etwa 15 Min.

Pro Portion etwa:
kJ 1400/330 kcal
23 g EW · 4 g F · 50 g KH
9 g Ballaststoffe

1. Den Frischkäse und den Magerquark in einer Schüssel mit dem Schneebesen verrühren.

2. Die Tomaten waschen, abtrocknen, vom Stielansatz befreien, klein würfeln und unter den Frischkäse rühren.

3. Die Kräuter waschen und trockenschütteln. Die Blätter von den Stengeln zupfen und fein hacken. Den Frischkäse mit den Kräutern, den Hefeflocken, Paprikapulver und wenig Pfeffer abschmecken.

4. Den Tomaten-Frischkäse auf die Brotscheiben streichen. Jeweils 2 Scheiben zusammenklappen und in eine Kunststoffdose geben. Oder den Frischkäse in eine Dose füllen, das Brot separat mitnehmen und vor dem Essen frisch bestreichen.

Variante:
Je nach Saison können Sie anstatt Tomaten auch anderes, gut verträgliches, Gemüse verwenden. Im Winter eignen sich zum Beispiel geraspelte Möhren oder kleingeschnittener Stangensellerie. Auch Chinakohl, in feine Streifen geschnitten, paßt gut zu dem Frischkäse.

Apfel-Sellerie-Rohkost

Diese Rohkost läßt sich gut transportieren. In den Wintermonaten sind Sellerie, Möhre und Apfel ideale Vitaminspender. Mit einem leichten Joghurtdressing ist diese Rohkost gut bekömmlich.

Zutaten für 2 Personen:
200 g Knollensellerie
150 g Möhren
1 Apfel (etwa 200 g)
½ Bund Petersilie
2 Eßl. Zitronensaft
100 g Joghurt (1,5% Fett)
20 g Walnußkerne
1 Teel. Honig
Salz
½ Teel. Koriander, gemahlen

Ganz einfach · Preiswert

Zubereitungszeit: etwa 25 Min.

Pro Portion etwa:
810 kJ/190 kcal
6 g EW · 8 g F · 25 g KH
9 g Ballaststoffe

1. Den Sellerie und die Möhren putzen und schälen. Den Apfel waschen, den Blüten- und Stielansatz entfernen.

2. Vom oberen Ende des Apfels zwei dünne Scheiben abschneiden. Mit etwas Zitronensaft beträufeln und zum Garnieren beiseite legen. Den restlichen Apfel vierteln und dabei das Kerngehäuse entfernen.

3. Die Petersilie waschen und trockenschütteln. Dünne Stiele und die Blättchen fein hacken. Den Sellerie, die Möhren und den Apfel auf der Rohkostreibe (am einfachsten geht es mit einer Küchenmaschine) in eine Schüssel fein reiben. Mit dem restlichen Zitronensaft und dem Joghurt verrühren.

4. 2 Walnußhälften zum Garnieren beiseite legen, den Rest grob hacken und unter die Rohkost mischen.

5. Mit der Petersilie, dem Honig, Salz und Koriander abschmecken. Je nach Bedarf in 1 oder 2 verschließbare Gefäße füllen und mit den Apfelscheiben und den Walnußhälften garnieren.

Geflügelsalat

Für dieses Rezept kaufen Sie einfach ein fertig gegrilltes Hähnchen am Imbißstand oder beim Metzger. Die knusprige Haut und das darunter verborgene Fett sollten Sie möglichst vorher entfernen.

Zutaten für 2 Personen:
½ gegrilltes Hähnchen
3 Stangen Staudensellerie mit Blättchen
1 Orange
50 g Joghurt (1,5% Fett)
100 ml Buttermilch
Salz
Paprikapulver, edelsüß
einige Tropfen Worcestershiresauce

Gut vorzubereiten

Zubereitungszeit: etwa 20 Min.

Pro Portion etwa:
730 kJ/170 kcal
27 g EW · 2 g F · 13 g KH
4 g Ballaststoffe

Tip!

Wenn Sie den Salat im Büro essen möchten, können Sie ihn am Abend vorbereiten. In einer gut schließenden Schüssel können Sie den Geflügelsalat im Kühlschrank aufbewahren. Am Morgen brauchen Sie nur die Schüssel und das Brot einpacken.

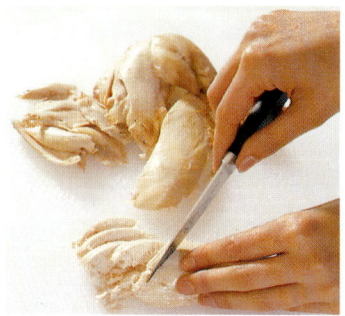

1. Das Hähnchen häuten. Das Fleisch von den Knochen lösen und in kleine Stücke schneiden. Den Sellerie waschen, die Blättchen abzupfen. Einige Blättchen zum Garnieren beiseite legen und die restlichen fein hacken. Den Sellerie in dünne Scheiben schneiden.

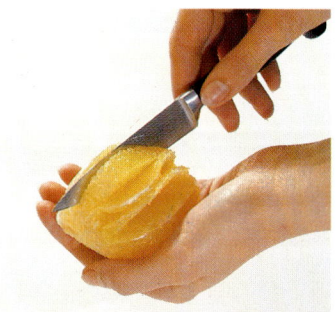

2. Die Orange schälen. Mit einem scharfen Messer die Segmente zwischen den Trennhäuten herausschneiden, dabei den abtropfenden Saft auffangen. Jedes Segment in etwa 1 cm große Stücke schneiden.

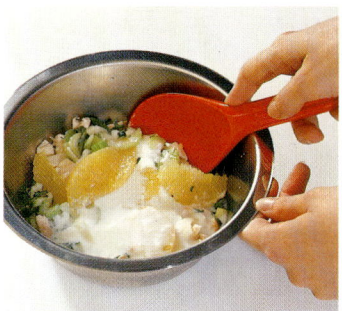

3. In einer Schüssel das Hähnchenfleisch, den Sellerie, die gehackten Sellerieblättchen, die Orangenstücke, den Orangensaft, den Joghurt und die Buttermilch mischen. Mit Salz, Paprikapulver und Worcestershiresauce abschmecken.

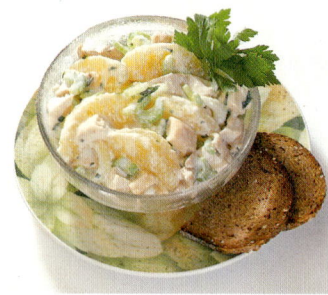

4. Nach Bedarf in 1 oder 2 Schüsseln füllen, mit den Sellerieblättchen garnieren und kühlstellen. Dazu paßt Vollkornbrot.

Bunte Brotspieße

Zu der Gruppe der Sauermilchkäse zählen Harzer, Mainzer, Handkäse oder Stangenkäse. In 100 g Käse sind weniger als 1 g Fett enthalten und etwa 30 g Eiweiß. Die Vorzüge liegen also klar auf der Hand. Allerdings ist der intensive Geschmack nicht jedermanns Sache.

Zutaten für 2 Personen:
200 g Kirschtomaten
150 g Zucchini
4 Zweige Petersilie
100 g Vollkornbrot in Scheiben
5 g Butter oder Margarine
100 g Harzer Käse (kleine Taler)
4 lange Holzspieße

Gelingt leicht

Zubereitungszeit: etwa 20 Min.

Pro Portion etwa:
910 kJ/220 kcal
21 g EW · 4 g F · 26 g KH
6 g Ballaststoffe

Tip!

Statt Spieße können Sie mit den gleichen Zutaten auch belegte Brote zubereiten. Dafür die Tomaten halbieren oder große Tomaten in Scheiben schneiden.

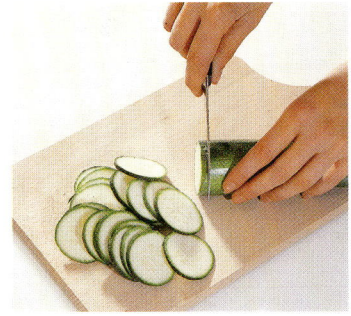

1. Die Tomaten waschen, abtrocknen und eventuell die Stielansätze entfernen. Die Zucchini waschen, vom Stiel- und Blütenansatz befreien und in etwa 2 cm dicke Scheiben schneiden.

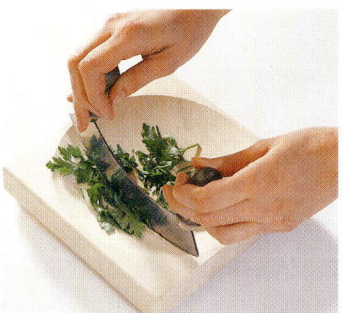

2. Die Petersilie waschen und trockenschütteln. Die Blättchen und dünne Stiele fein hacken. Die Brotscheiben dünn mit Butter oder Margarine bestreichen und mit der Petersilie bestreuen. Jede Scheibe in etwa 3 cm große Quadrate schneiden.

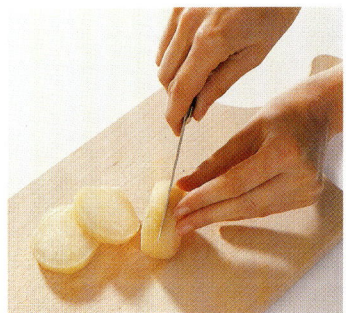

3. Die Käsetaler längs halbieren. Wenn der Käse eine andere Form hat, die Scheiben in der Größe des Brotes schneiden.

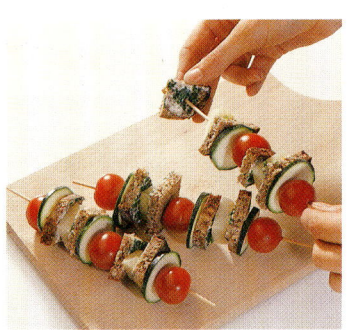

4. Die Tomaten, die Zucchinischeiben, Brotstücke und den Käse abwechselnd auf die 4 Spieße stecken. Dabei eine Käsescheibe immer zwischen zwei bestrichenen Brotscheiben anordnen. In länglichen Kunststoffbehältern oder in Folie verpackt mitnehmen.

Kefir-Dip mit Gemüse

Knackiges Gemüse in einen cremigen Dip zu tauchen ist ein beliebter Partyspaß. Außerdem ist diese Art der Knabberei auch noch gesund. Besonders gut schneidet dieses Rezept im Vergleich mit den fettreichen Chips ab. Dip und Gemüse sind auch zum Mitnehmen geeignet, da sie ohne Teller und Besteck gegessen werden können.

Zutaten für 2 Personen:
50 g Vollkornbrot
250 g fettarmer Kefir (1,5% Fett)
200 g Möhren
5 Stangen Staudensellerie mit Blättchen
½ Bund Basilikum
1 EBl. Kapern
50 g leichter Frischkäse
1 EBl. Tomatenmark
mildes Currypulver
8 Grissini (Gebäckstangen aus der Feinkostabteilung)

Einfach

Zubereitungszeit: etwa 20 Min.

Pro Portion etwa:
1100 kJ/260 kcal
13 g EW · 8 g F · 37 g KH
11 g Ballaststoffe

1. Das Brot kleinschneiden, in den Kefir rühren und etwa 10 Minuten quellen lassen.

2. Inzwischen die Möhren schälen und in etwa ½ cm dicke und etwa 10 cm lange Stifte schneiden.

3. Den Sellerie waschen, putzen und einige Blättchen zum Garnieren beiseite legen. Die Selleriestangen eventuell längs halbieren, dann in etwa 10 cm lange Streifen schneiden. Das Basilikum waschen, trockenschütteln und die Blättchen fein hacken.

4. Die Kapern hacken. Für den Dip das Brot in dem Kefir mit dem Pürierstab sämig pürieren und den Frischkäse darunterrühren. Je nach Verträglichkeit mit Kapern, Basilikum, dem Tomatenmark und Curry würzen.

5. Den Dip in eine dicht schließende Schüssel füllen und mit den Sellerieblättchen garnieren. Das Gemüse und die Grissini extra verpacken. Den Dip möglichst bis zum Verzehr kaltstellen. Grissini und Gemüse in den Dip tauchen und einfach abbeißen.

Variante:
Je nach Saison und Verträglichkeit können Sie auch andere Gemüse, wie zum Beispiel Chicorée oder rohen Broccoli zum Dippen verwenden.

Reis-Kirsch-Törtchen

Wer gern mal zum Mittagessen im Büro oder unterwegs etwas Süßes nascht, für den sind diese Törtchen das Richtige. Wenn sie am Vorabend zubereitet werden, müssen Sie die feinen Törtchen samt einem Löffel nur noch einpacken.

Zutaten für 4 Törtchen:
300 ml Milch (1,5% Fett)
Salz
½ Stange Zimt
75 g Rundkornreis
150 g Kirschen aus dem Glas
1 Teel. Semmelbrösel
1 Eigelb
1 Päckchen Vanillinzucker
30 g Zucker
1 Teel. Backpulver
1 Eiweiß
Für die Formen: 2 g Butter

Gelingt leicht · Preiswert

Zubereitungszeit: etwa 1½ Std. (davon 20–30 Min. Quellzeit und etwa 30 Min. Backzeit)

Bei 4 Törtchen pro Stück etwa:
840 kJ/200 kcal
6 g EW · 4 g F · 36 g KH
1 g Ballaststoffe

1. Die Milch in einem kleinen Topf mit 1 Prise Salz und der Zimtstange aufkochen. Den Reis einrühren und zugedeckt bei schwacher Hitze etwa 20 Minuten garen, zwischendurch umrühren. Die Herdplatte ausschalten, den Reis noch 20–30 Minuten ausquellen lassen, bis die Milch aufgesogen ist.

2. Die Kirschen abtropfen lassen. 4 kleine feuerfeste Förmchen einfetten und mit den Semmelbrösel ausstreuen. Die Kirschen in Stücke schneiden. Den Backofen auf 175° vorheizen.

3. In einer kleinen Schüssel das Eigelb mit dem Vanillinzucker und dem Zucker schaumig schlagen. Die Zimtstange aus dem Reis nehmen. Die Eigelb-Mischung, die Kirschen und das Backpulver darunterrühren.

4. Das Eiweiß mit 1 Prise Salz steif schlagen und unter die Reis Mischung heben. Sofort in die Förmchen füllen und im Ofen (Mitte) etwa 30 Minuten backen (Gas: Stufe 2). In den Förmchen auskühlen lassen. Zum Stürzen den Rand mit einem Messer lösen. Entweder in den Förmchen mitnehmen oder gestürzt verpacken.

Varianten:
Sie können die ganze Reismischung auch in einer Form von etwa 20 cm Durchmesser backen. Die Backzeit beträgt dann 50–60 Minuten. Lassen Sie den Auflauf auch in der Form auskühlen und schneiden Sie ihn nach dem Stürzen in Stücke.
Anstatt Kirschen können Sie auch die gleiche Menge Heidelbeeren verwenden. Allerdings leidet die Optik ein wenig darunter, da die Heidelbeeren den Reis blau färben.

Trauben-Chicorée-Salat

Zutaten für 2 Personen:
etwas frischer Kerbel (oder
½ Teel. getrockneter Kerbel)
1 unbehandelte Zitrone
200 g Möhren
150 g Trauben
1 Chicorée (etwa 100 g)
1 Eßl. Honig
1 Eßl. Öl
Salz

Schnell

Zubereitungszeit: etwa 30 Min.

Pro Portion etwa:
750 kJ / 180 kcal
2 g EW · 7 g F · 28 g KH
5 g Ballaststoffe

1. Den Kerbel waschen, trockenschütteln und hacken. Die Zitrone heiß waschen und abtrocknen. Die Schale fein abreiben. Die Zitrone quer halbieren und auspressen. Die Möhren schälen und fein raspeln. Die Trauben waschen, von den Stielen zupfen, halbieren und die Kerne entfernen. Den Chicorée waschen, längs halbieren und den Strunk keilförmig herausschneiden. Jede Hälfte quer in schmale Streifen schneiden. Alles beiseite stellen.

2. Den Saft, die Schale und den Honig in einen kleinen Topf geben. Unter Rühren mit dem Schneebesen langsam erhitzen, bis sich der Honig gelöst hat.

3. Vom Herd nehmen, das Öl unterschlagen. Das Dressing mit Salz und Kerbel abschmecken, kurz auskühlen lassen.

4. Die Möhren, die Trauben und den Chicorée in einer Schüssel mit dem lauwarmen Dressing mischen, abschmecken. Zum Transport in 1 oder 2 dicht schließende Gefäße füllen, bis zur Mitnahme kühlstellen. Dazu paßt mit Magerquark bestrichenes Vollkornbrot.

Variante:
Das fettarme Zitronen-Dressing paßt auch ausgezeichnet zu zarten Blattsalaten. Eine Mischung aus Lollo rosso, Frisée- und Kopfsalat mit dem lauwarmen Dressing anmachen und sofort servieren.

Tip!
Bei der Wahl der Trauben kommt es auf das Marktangebot an. Blaue Trauben sind für das Auge am schönsten. Sie können aber auch helle Trauben verwenden. Kernlose Trauben ersparen Ihnen das Entkernen.

KLEINE GERICHTE

Spinat-klößchen mit Tomatensauce

Zutaten für 2 Personen:
300 g Blattspinat
100 g Magerquark
1 Ei
4 EßI. Weizenvollkornmehl
3 EßI. Parmesan, frisch gerieben
Salz
1 EßI. Hefeflocken
Muskatnuß, frisch gerieben
1 kleine Dose geschälte Tomaten (400 g)
1 EßI. Kapern
1 Bund gemischte Kräuter (ohne Schnittlauch)

Raffiniert · Preiswert

Zubereitungszeit: etwa 45 Min.

Pro Portion etwa:
1200 kJ/290 kcal
26 g EW · 7 g F · 24 g KH
7 g Ballaststoffe

1. Den Spinat waschen, verlesen und tropfnaß in einem großen Topf in etwa 3 Minuten bei mittlerer Hitze zusammenfallen lassen. In einem Sieb abtropfen lassen und gut ausdrücken.

2. Den Quark, das Ei, das Mehl und den Parmesan in einer Schüssel verrühren, den Spinat dazugeben. Mit Salz, den Hefeflocken und Muskat abschmecken.

3. In einem großen Topf reichlich Salzwasser aufkochen. Den Topf vom Herd nehmen, aus der Spinat-Quark-Mischung mit 2 Teelöffeln kleine Klößchen formen und in das Wasser gleiten lassen. Auf der ausgeschalteten Herdplatte zugedeckt etwa 10 Minuten ziehen lassen.

4. Die Tomaten abtropfen lassen, klein würfeln und mit dem Saft zum Kochen bringen. Die Kapern hacken. Die Kräuter waschen, trockenschütteln und fein hacken. Die Sauce mit den Kapern, den Kräutern und etwas Salz würzen.

5. Die Klößchen mit einem Schaumlöffel aus dem Wasser heben, abtropfen lassen und auf tiefen Tellern verteilen. Die Tomatensauce darüber gießen.

Räucherforelle mit Fenchel

Zutaten für 2 Personen:
2 Mandarinen
2 Stengel Estragon (oder ½ Teel. getrockneter Estragon)
150 g Joghurt (1,5% Fett)
1 Fenchelknolle (etwa 200 g)
1 EßI. Zitronensaft
2 geräucherte Forellenfilets ohne Haut (je etwa 80 g)
Salz
schwarzer Pfeffer, frisch gemahlen

Einfach · Für Gäste

Zubereitungszeit: etwa 35 Min.

Pro Portion etwa:
770 kJ/180 kcal
21 g EW · 4 g F · 14 g KH
5 g Ballaststoffe

1. Die Mandarinen schälen, die weiße Haut entfernen. Die Mandarinen in Segmente teilen, die Hälfte davon in kleine Stücke schneiden.

2. Den Estragon waschen, trockenschütteln und einen Zweig zum Garnieren beiseite legen. Die Blättchen des anderen Zweigs fein hacken. Mit dem Joghurt und den Mandarinenstückchen verrühren und etwa 30 Minuten ziehen lassen.

3. Den Fenchel waschen, putzen und längs halbieren. Den Strunk keilförmig herausschneiden, jede Hälfte quer in dünne Streifen schneiden. Sofort mit dem Zitronensaft beträufeln.

4. Die Forellenfilets auf kleine Teller legen, den Fenchel und die restlichen Mandarinensegmente dekorativ daneben anrichten. Die Joghurtsauce mit Salz und Pfeffer abschmecken und über den Zutaten verteilen. Dazu paßt ein Vollkornbaguette oder -brot.

Bild oben:
Spinatklößchen mit Tomatensauce
Bild unten: Räucherforelle mit Fenchel

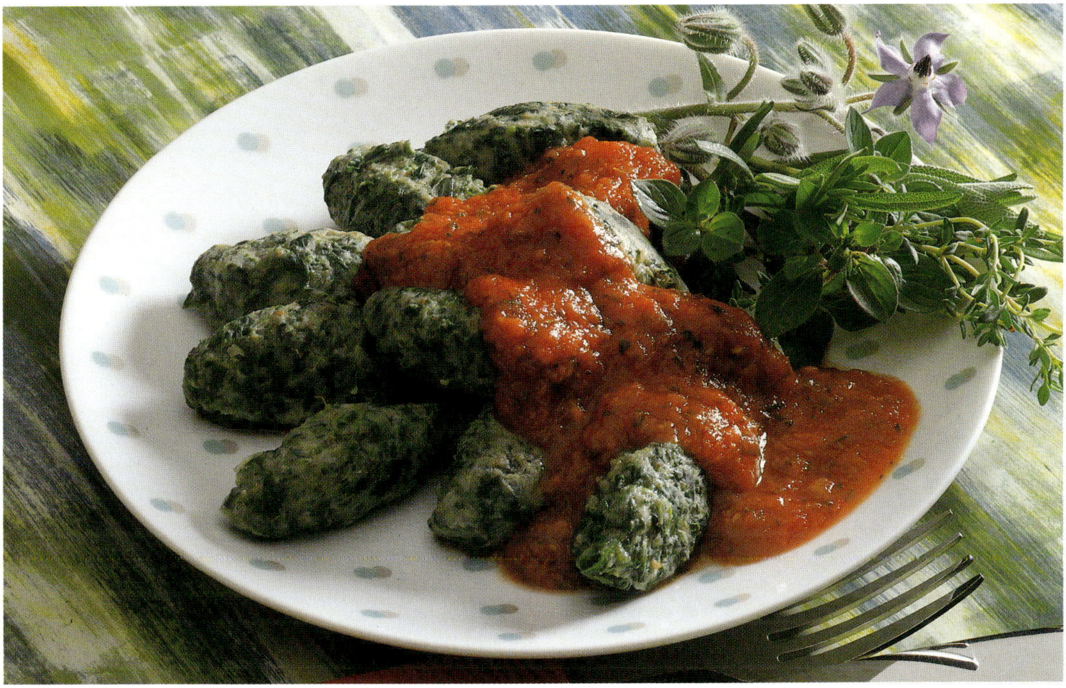

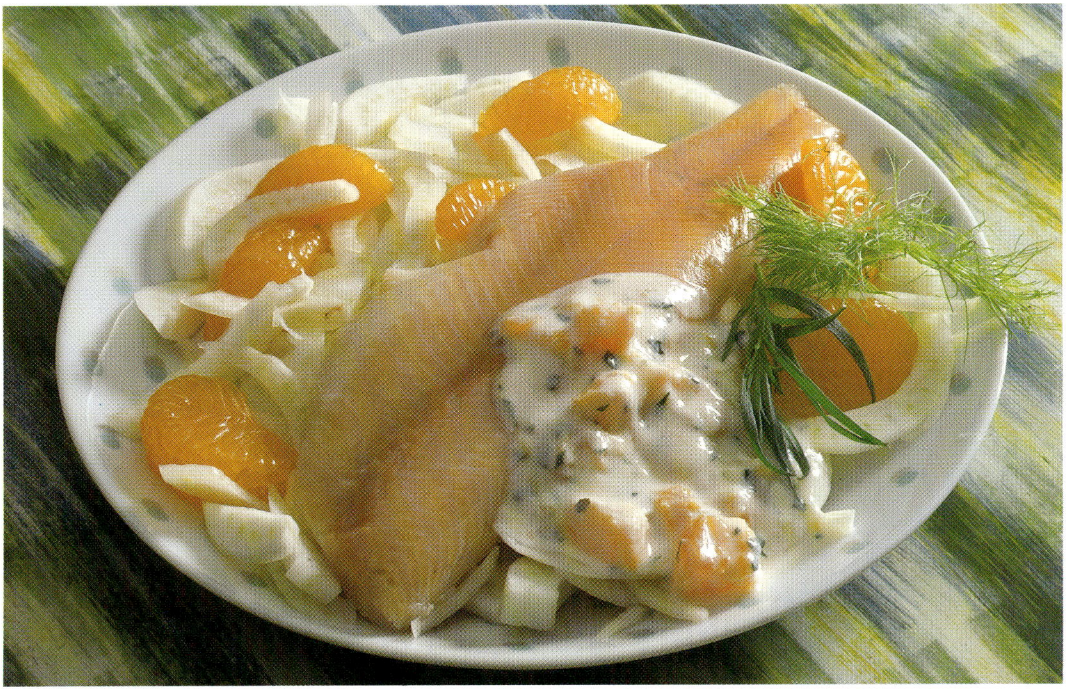

KLEINE GERICHTE

KLEINE GERICHTE

Hirsenockerl-Suppe

Die Hirse mit ihrem kräftig nussigen Aroma ist vielseitig verwendbar. Sie können mit ihr etwa dieselben süßen oder pikanten Gerichte zubereiten wie mit Reis. Hirse schmeckt als Beilage zu Gemüse ebenso wie in Aufläufen oder Salaten. In diesem Rezept wird Hirse zur raffinierten Suppeneinlage.

Zutaten für 4 Personen:
1 l Fleischbrühe, instant
50 g Hirse, geschält
2 Zweige Basilikum
2 Stangen Staudensellerie mit Blättchen
2–3 Eßl. Weizenvollkornmehl
25 g Semmelbrösel
1 Ei
1 Eßl. Tomatenmark
Salz
schwarzer Pfeffer, frisch gemahlen
Muskatnuß, frisch gerieben

Einfach

Zubereitungszeit: etwa 1 Std.

Pro Portion etwa:
520 kJ/120 kcal
6 g EW · 3 g F · 19 g KH
2 g Balaststoffe

1. 150 ml Brühe in einem kleinen Topf aufkochen. Die Hirse einstreuen und bei schwacher Hitze zugedeckt etwa 30 Minuten quellen lassen.

2. Inzwischen das Basilikum waschen, trockenschütteln, die Blättchen abzupfen und fein hacken. Den Sellerie waschen, putzen und in dünne Scheiben schneiden. Das Selleriegrün fein hacken. Alles beiseite stellen.

3. Sollte die Brühe nicht ganz aufgesogen sein, die Hirse in einem Sieb abtropfen lassen. Die Hirse in einer Schüssel mit dem Mehl, den Semmelbröseln und dem Ei zu einer festen Masse verrühren.

4. Mit dem Basilikum, dem Tomatenmark, Salz, Pfeffer und Muskat würzen. Die restliche Brühe in einem Topf aufkochen und den Sellerie dazugeben. Von der Hirsemasse mit 2 Teelöffeln Nockerln abstechen. Die Nockerln in der Brühe bei schwacher Hitze 15–20 Minuten ziehen lassen.

5. Die Brühe eventuell mit Salz und Pfeffer abschmecken. Die Suppe auf 4 Teller oder Suppentassen verteilen und das Selleriegrün darüber streuen.

Tip!
Die Suppe hält sich zugedeckt im Kühlschrank 1–2 Tage, eignet sich aber auch zum Einfrieren.

Leichter Kartoffelsalat

In der Verträglichkeitstabelle steht der Kartoffelsalat in der letzten Spalte. Das heißt, Sie sollten ihn meiden, allerdings nur, wenn er in Gaststätten oder anderswo fertig angeboten wird. Wenn Sie den beliebten Salat aus den gesunden Knollen selber machen, können auch Sie ihn genießen. Wichtig ist nur, daß er keine Mayonnaise oder Zwiebeln und nur wenig Öl enthält.

Zutaten für 2 Personen:
400 g vorwiegend festkochende Kartoffeln
60 ml Gemüsebrühe, instant
1 Eßl. Rotweinessig
1 Eßl. Öl
½ Bund Petersilie
40 g Gewürzgurken
150 g Tomaten
Salz
schwarzer Pfeffer, frisch gemahlen

Ganz einfach · Preiswert

Zubereitungszeit: etwa 1 Std.
(+ etwa 30 Min. Marinierzeit)

Pro Portion etwa:
840 kJ/200 kcal
5 g EW · 6 g F · 32 g KH
6 g Ballaststoffe

1. Die Kartoffeln waschen, in wenig Wasser oder im Siebeinsatz in 30–40 Minuten garen. Das Wasser abgießen und die Kartoffeln 10–15 Minuten abdampfen lassen.

2. Inzwischen die Brühe und den Essig in einer Salatschüssel mit dem Schneebesen aufschlagen. Das Öl dazugeben, nochmals kräftig schlagen. Die Petersilie waschen, trockenschütteln, die Blättchen fein hacken und unter die Marinade rühren.

3. Die Gurken klein würfeln. Die Tomaten waschen, Stielansätze entfernen, vierteln und in Stücke schneiden.

4. Die noch warmen Kartoffeln schälen, in Scheiben schneiden und sofort unter die Marinade mischen.

5. Die Gurken und die Tomaten unter den Salat mischen, mit Salz und wenig Pfeffer abschmecken. Etwa 30 Minuten ziehen lassen.

Tip!

Kartoffeln sind stärkehaltig, reich an Kohlenhydraten und sättigen gut. Dieser Kartoffelsalat schmeckt als kleines Gericht aber auch als Beilage zu einem Hauptgericht.
Schneller geht es, wenn Sie die Kartoffeln im Schnellkochtopf garen.

Asiatischer Salatteller

Ob aus der Sojabohne, aus Weizenkörnern oder aus Rettichsamen gezogen, Keimlinge sind wichtige Vitaminspender. Während die zarten Keimlinge wachsen, entstehen B-Vitamine und Vitamin C. In Anlehnung an die chinesische Küche werden im folgenden Rezept Mungobohnen- oder Sojabohnenkeimlinge verwendet.

Zutaten für 2 Personen:
15 g getrocknete Mu-Err-Pilze (oder andere chinesische Pilze)
½ kleiner Chinakohl (etwa 250 g)
150 g Bohnenkeimlinge (Sojabohnen oder Mungobohnen)
1 Teel. Sesamsamen
½ Teel. Koriander, gemahlen
½ Teel. Zucker
1 Putenschnitzel (etwa 150 g)
weißer Pfeffer, frisch gemahlen
1 Eßl. Öl
2 Eßl. Sojasauce
2–3 Eßl. Zitronensaft

Raffiniert

Zubereitungszeit: etwa 30 Min. (+ mind. 3 Std. Einweichzeit)

Pro Portion etwa:
930 kJ/220 kcal
23 g EW · 11 g F · 11 g KH
8 g Ballaststoffe

1. Die Pilze in einem Sieb waschen und in warmem Wasser nach Packungsanleitung mindestens 3 Stunden einweichen.

2. Den Chinakohl waschen, die äußeren Blätter entfernen. Dann 8 Blätter abschneiden und 2 große Teller damit auslegen. Vom restlichen Chinakohl den Strunk keilförmig herausschneiden. Den Kohl quer in dünne Streifen schneiden und auf den Blättern verteilen.

3. Die Keimlinge in einem Sieb gründlich waschen und abtropfen lassen. Den Sesam in einem Mörser reiben. Den Koriander und Zucker daruntermischen.

4. Das Putenschnitzel waschen, mit Küchenpapier trockentupfen, in schmale Streifen schneiden und mit etwas Pfeffer würzen. Das Öl in einer Pfanne erhitzen und die Putenstreifen darin bei mittlerer Hitze 3–5 Minuten rundherum sanft anbraten. Aus der Pfanne nehmen, beiseite stellen.

5. Bei schwacher Hitze die Keimlinge und 3 Eßlöffel Pilzwasser in die Pfanne geben. Die Pilze eventuell kleinschneiden und mit dem restlichen Pilzwasser dazugeben. Alles etwa 3 Minuten dünsten.

6. Mit der Sesam-Gewürzmischung, der Sojasauce und dem Zitronensaft würzen. Mit den lauwarmen Putenstreifen auf dem Chinakohlbett verteilen und die Sauce darüber träufeln. Dazu paßt ein Vollkornbaguette.

KLEINE GERICHTE

KLEINE GERICHTE

Hackfleisch-Tomaten-Toast

Wer gerne abends warm ißt, oder wer noch keine warme Mahlzeit hatte, für den sind diese Toasts das Richtige. Auch wenn Sie Ihren Gästen nur eine Kleinigkeit servieren möchten, bietet sich dieses Rezept an. Sie können alles vorbereiten, so daß Sie die Toasts nur noch belegen und überbacken müssen.

Zutaten für 2 Personen:
70 g Champignons (oder Egerlinge)
1 Eßl. Öl
150 g Rinderhackfleisch
2 Eßl. Tomatenmark
2 Eßl. Hefeflocken
4 Zweige Basilikum
Salz
Paprikapulver, edelsüß
150 g Tomaten
125 g Mozzarella
4 Scheiben Vollkorntoast

Raffiniert

Zubereitungszeit: etwa 40 Min.

Pro Portion etwa:
2300 kJ/550 kcal
40 g EW · 30 g F · 29 g KH
4 g Ballaststoffe

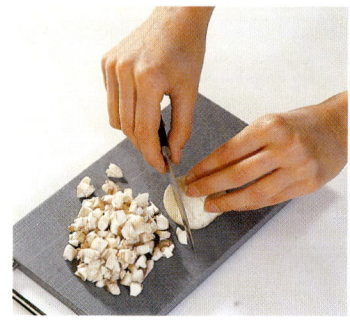

1. Die Champignons putzen und fein würfeln. Das Öl in einem großen Topf oder einer hohen Pfanne erhitzen, die Champignons darin bei mittlerer Hitze etwa 2 Minuten andünsten. Das Hackfleisch dazugeben und unter Rühren krümelig werden lassen.

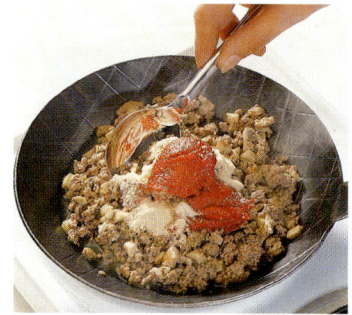

2. Das Tomatenmark und die Hefeflocken einrühren und von der Herdplatte nehmen. Das Basilikum waschen, trockenschütteln und einige Blättchen zum Garnieren beiseite legen. Die restlichen Blättchen fein hacken. Das Hackfleisch mit dem Basilikum, Salz und Paprika würzen.

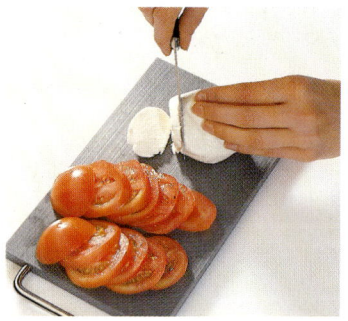

3. Den Backofen auf 200° vorheizen. Die Tomaten waschen, vom Stielansatz befreien und in Scheiben schneiden. Den Mozzarella ebenfalls in dünne Scheiben schneiden. Die Toastbrotscheiben im Toaster oder in der trockenen Pfanne leicht rösten.

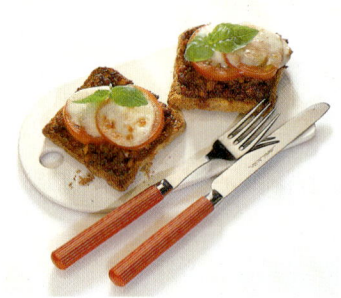

4. Das Hackfleisch auf den Toasts verteilen und mit den Tomaten belegen. Den Mozzarella darauf verteilen. Die Toasts auf ein Backblech setzen und im Ofen (oben) etwa 10 Minuten überbacken (Gas: Stufe 3). Mit Basilikum garniert servieren.

Kartoffel-Zucchini-Suppe

Zutaten für 2 Personen:
250 g mehligkochende Kartoffeln
400 ml Gemüsebrühe, instant
1 Zucchino (etwa 150 g)
40 g Kasseleraufschnitt
2 Zweige Basilikum
½ Teel. Koriander, gemahlen
Salz

Gelingt leicht · Schnell

Zubereitungszeit: etwa 35 Min.

Pro Portion etwa:
630 kJ/150 kcal
8 g EW · 4 g F · 21 g KH
4 g Ballaststoffe

Variante:

Wenn Ihr Tagesplan Ihnen noch etwas Fett erlaubt, dürfen Sie die Suppe mit 1 Eßlöffel Sahne pro Portion verfeinern. Besonders dekorativ sieht die Suppe aus, wenn Sie die Sahne auf die Suppe geben und dann mit dem Löffel etwas marmorieren. So angereichert hat eine Portion folgende

Nährwerte:
820 kcal/200 kJ
8 g EW · 9 g F · 21 g KH
4 g Ballaststoffe

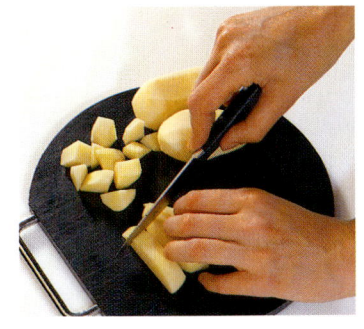

1. Die Kartoffeln waschen, schälen und in Stücke schneiden. Die Brühe in einem großen Topf aufkochen und die Kartoffeln darin etwa 10 Minuten garen lassen.

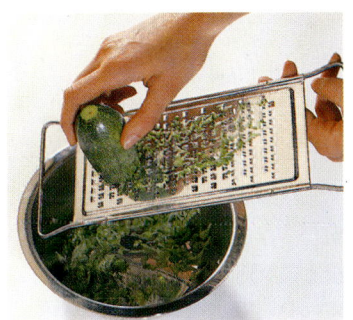

2. Inzwischen die Zucchini waschen und putzen. Die Hälfte in Scheiben schneiden. Die andere Hälfte fein raspeln. Die Zucchinischeiben mit den Kartoffeln etwa weitere 10 Minuten garen. Inzwischen das Kasseler in dünne, etwa 3 cm lange Streifen schneiden.

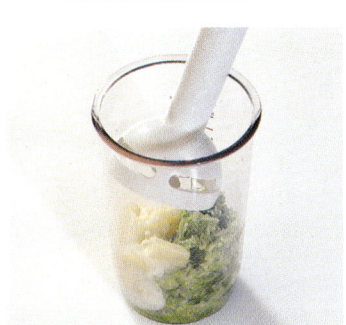

3. Das Basilikum waschen, trockenschütteln, einige Blättchen zum Garnieren beiseite legen und den Rest in feine Streifen schneiden. Die Kartoffeln und die Zucchinischeiben im Topf mit dem Pürierstab cremig pürieren.

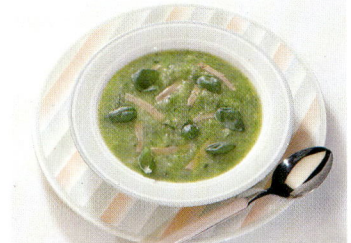

4. Die Zucchiniraspeln und das Basilikum dazugeben und etwa 5 Minuten zugedeckt bei schwacher Hitze köcheln lassen. Die Suppe mit Koriander und Salz abschmecken. Das Kasseler auf 2 tiefe Teller verteilen, die Suppe darüber gießen und mit Basilikumblättchen garnieren.

KLEINE GERICHTE

KLEINE GERICHTE

Gersten-Kohlrabi-Suppe

Diese Gerstensuppe hat nichts mit der berüchtigten Haferschleimsuppe zu tun. Es handelt sich hier um eine feine cremige Suppe, die mit geschroteter Gerste sämig gemacht wird.

Zutaten für 2 Personen:
250 g junge Kohlrabiknollen
1 Eßl. Öl
30 g Gerstenschrot (Naturkostladen oder Reformhaus)
400 ml Gemüsebrühe, instant
1 Lorbeerblatt
100 ml Milch (1,5% Fett)
1 Eßl. Tomatenmark
Koriander, gemahlen
Salz
schwarzer Pfeffer, frisch gemahlen.

Einfach

Zubereitungszeit: etwa 45 Min.

Pro Portion etwa:
680 kJ/160 kcal
6 g EW · 7 g F · 18 g KH
3 g Ballaststoffe

1. Das Kohlrabigrün entfernen, einige Blättchen aus der Mitte beiseite legen. Die Kohlrabi schälen und etwa 1 cm groß würfeln.

2. Das Öl in einem Topf erhitzen, die Kohlrabiwürfel darin bei mittlerer Hitze etwa 2 Minuten andünsten. Das Gerstenschrot dazugeben und etwa 1 Minute unter Rühren anschwitzen. Die Brühe aufgießen und das Lorbeerblatt dazugeben. Zugedeckt etwa 20 Minuten bei schwacher Hitze garen, zwischendurch umrühren.

3. Die Kohlrabiblätter waschen, trockenschütteln und fein hacken. Das Lorbeerblatt aus der Suppe entfernen. Die Suppe im Topf mit dem Pürierstab grob pürieren, so daß noch kleine Kohlrabistücke übrig bleiben.

4. Die Milch und das Tomatenmark einrühren. Mit den Kohlrabiblättchen, Koriander, Salz und wenig Pfeffer abschmekken. Einmal aufkochen lassen und in tiefen Tellern oder Suppentassen servieren.

Marinierter Schweinebraten

Dieses Rezept ist eine gesunde Variante zum Wurstsalat, den Sie aus zwei Gründen nicht essen sollten. Einerseits sind die Marinade und die Wurst sehr fett, zum anderen enthält er die schlecht verträglichen Zwiebeln. Im folgenden Rezept aber werden magerer Schweinebratenaufschnitt, wenig Öl und Gewürzgurken zu einem bekömmlichen Abendessen oder Snack vereint.

Zutaten für 2 Personen:
70 g Gewürzgurken
1 Teel. Kapern
1 Zweig Salbei
150 g magerer Schweinebratenaufschnitt
100 ml Fleischbrühe, instant
2 Eßl. Balsamessig (Aceto balsamico)
1 Eßl. Öl
schwarzer Pfeffer, frisch gemahlen
Salz

Einfach · Preiswert

Zubereitungszeit; etwa 20 Min. (+ mind. 2 Std. Marinierzeit)

Pro Portion etwa:
920 kJ/220 kcal
15 g EW · 16 g F · 1 g KH
0 g Ballaststoffe

1. Die Gewürzgurken in schmale Streifen schneiden. Die Kapern hacken. Den Salbei waschen, trockenschütteln und die Blättchen in feine Streifen schneiden.

2. Eventuell den stark gebratenen oder gewürzten Rand vom Schweinebratenaufschnitt abschneiden. Die Bratenscheiben in etwa 1 cm breite Streifen schneiden.

3. Die Fleischbrühe in einem kleinen Topf aufkochen. Von der Herdplatte nehmen und den Essig, das Öl und Pfeffer mit dem Schneebesen unterrühren. Die Gurken, die Kapern und den Salbei dazugeben.

4. Die Bratenstreifen in eine verschließbare Schüssel geben und die Marinade darüber gießen. Mit Salz und wenig Pfeffer abschmecken und mindestens 2 Stunden zugedeckt im Kühlschrank marinieren lassen. Dazu paßt Vollkornbrot.

Tip!

In der Marinade hält sich der Braten 1–2 Tage. Sie können ihn also bereits am Vorabend für den nächsten Tag zubereiten.

Möhren-Mandel-Soufflé

Zutaten für 4 Personen:
400 g Möhren
100 ml Gemüsebrühe, instant
30 g Edelpilzkäse (45% Fett i.Tr.)
½ Bund Dill
50 g gemahlene Mandeln
150 g Magerquark
2 Eßl. Weizenvollkornmehl
½ Teel. Backpulver
2 Eigelb
Salz
1 Teel. Koriander, gemahlen
1 Teel. Zucker
2 Eiweiß
Für die Form:
½ Teel. Öl
Weizenvollkornmehl

Gelingt leicht

Zubereitungszeit: etwa 1½ Std.

Pro Portion etwa:
960 kJ/230 kcal
14 g EW · 13 g F · 13 g KH
6 g Ballaststoffe

1. Die Möhren schälen und in dünne Scheiben schneiden. Zusammen mit der Gemüsebrühe in einer hohen Schüssel mit dem Pürierstab oder im Mixaufsatz der Küchenmaschine fein pürieren. Den Käse dazugeben und kurz pürieren, so daß er gleichmäßig verteilt ist.

2. Den Boden von einer Soufflé- oder anderen feuerfesten Form fetten und mit Mehl ausstäuben. Den Backofen auf 200° vorheizen.

3. Den Dill waschen, trockenschütteln und fein hacken. In einer großen Schüssel das Möhrenpüree, die Mandeln, den Quark, das Mehl, das Backpulver und die Eigelbe verrühren. Mit dem Dill, Salz, dem Koriander und dem Zucker abschmecken.

4. Die Eiweiße mit 1 Prise Salz steif schlagen. Vorsichtig aber gründlich unter die Möhrenmischung heben. Die Masse sofort in die Form füllen und im Ofen (unten) 50–60 Minuten goldbraun backen (Gas: Stufe 3). Mit einem großen Löffel Stücke abstechen und servieren.

Tip!

Dazu paßt eine Tomatensauce. Dafür eine Dose geschälte Tomaten mit Saft oder Tomatenpüree aus der Packung erhitzen und mit Kräutern Ihrer Wahl und Verträglichkeit würzen. Als Beilage können Sie einen Blattsalat servieren.

KLEINE GERICHTE

Spinatstrudel

Dieser fettarme Strudelteig ist ideal für die leichte Küche und ganz einfach nachzumachen.

Zutaten für 4 Personen:
250 g Weizenvollkornmehl
½ Teel. Salz
1 Ei
1 EßI. Essig
2 EßI. Öl
1 Teel. Öl
600 g Blattspinat
½ Teel. Gemüsebrühe, instant
Muskatnuß, frisch gerieben
2 Zweige Salbei
100 g Joghurt (1,5% Fett)
1 EßI. Tomatenmark
200 g milder Schafkäse
20 g Butter oder Margarine
Für die Arbeitsfläche:
Vollkornmehl
Backpapier

Für Gäste
Braucht etwas Zeit

Zubereitungszeit: etwa 45 Min. (+ etwa 1½ Std. Ruhe- und Backzeit)

Pro Portion etwa:
2000 kJ/480 kcal
21 g EW · 26 g F · 40 g KH
11 g Ballaststoffe

1. Das Mehl und das Salz in einer Rührschüssel mischen. ⅛ l lauwarmes Wasser, das Ei, den Essig und das Öl verquirlen. Unter Rühren zum Mehl gießen und mindestens 5 Minuten kräftig mit dem Knethaken des Handrührgerätes kneten, bis der Teig seidig und glatt wirkt. Falls der Teig noch klebt, etwas Mehl unterkneten.

2. Den Teig zu einer Kugel formen, auf einen Teller setzen und mit dem restlichen Öl bestreichen. Eine Schüssel mit heißem Wasser ausspülen. Die Teigkugel damit abdecken und mindestens 1 Stunde ruhen lassen.

3. Etwa 20 Minuten vor Ende der Ruhezeit den Spinat waschen, verlesen und eventuell dicke Stiele entfernen. Die Blätter tropfnaß in einen großen Topf geben. Zugedeckt in etwa 3 Minuten bei mittlerer Hitze zusammenfallen lassen.

4. Den Spinat in einem Sieb abtropfen lassen, gründlich ausdrücken und in eine Schüssel geben. Mit der gekörnten Brühe und Muskat abschmecken und beiseite stellen.

5. Den Salbei waschen, trockenschütteln. Die Blättchen abzupfen und fein hacken. Den Joghurt in einer kleinen Schüssel mit dem Tomatenmark verrühren. Mit Salbei und Salz abschmecken.

6. Den Schafkäse grob zerkrümeln. Den Backofen auf 200° vorheizen.

7. Ein großes Küchentuch mit Mehl bestäuben, den Teig darauf zu einem Rechteck ausrollen. Zum Ausziehen mit beiden Händen unter den Teig greifen und vorsichtig von der Mitte nach außen über den Handrücken ziehen, solange bis der Strudelteig hauchdünn und die Teigfläche etwa 60 x 80 cm groß ist.

8. Mit der Tomaten-Joghurt-Mischung bestreichen, dabei rundherum einen etwa 5 cm breiten Rand freilassen. Den Spinat und den Schafkäse darauf gleichmäßig verteilen. Mit Hilfe des Tuchs von der Schmalseite her aufrollen.

9. Das Blech mit Backpapier auslegen. Den Strudel auf das Blech gleiten lassen, die Teigenden festdrücken. Die Butter oder Margarine schmelzen lassen. Den Strudel mit der Hälfte davon bestreichen. Im Ofen (Mitte) etwa 45 Minuten backen (Gas: Stufe 3). Zwischendurch 2–3mal mit der restlichen Butter bestreichen. Den Strudel in Scheiben schneiden und servieren.

Variante:
Den Teig können Sie auch für einen süßen Strudel abwandeln. Dafür das Salz durch 2–3 Eßlöffel Zucker ersetzen. Mit einer Mischung aus 250 g Magerquark und 750 g Obst der Saison ist schnell eine Füllung hergestellt.

Der Strudel, obwohl eigentlich ein Klassiker der süßen Küche, schmeckt vorzüglich mit einer pikanten Spinatfüllung.

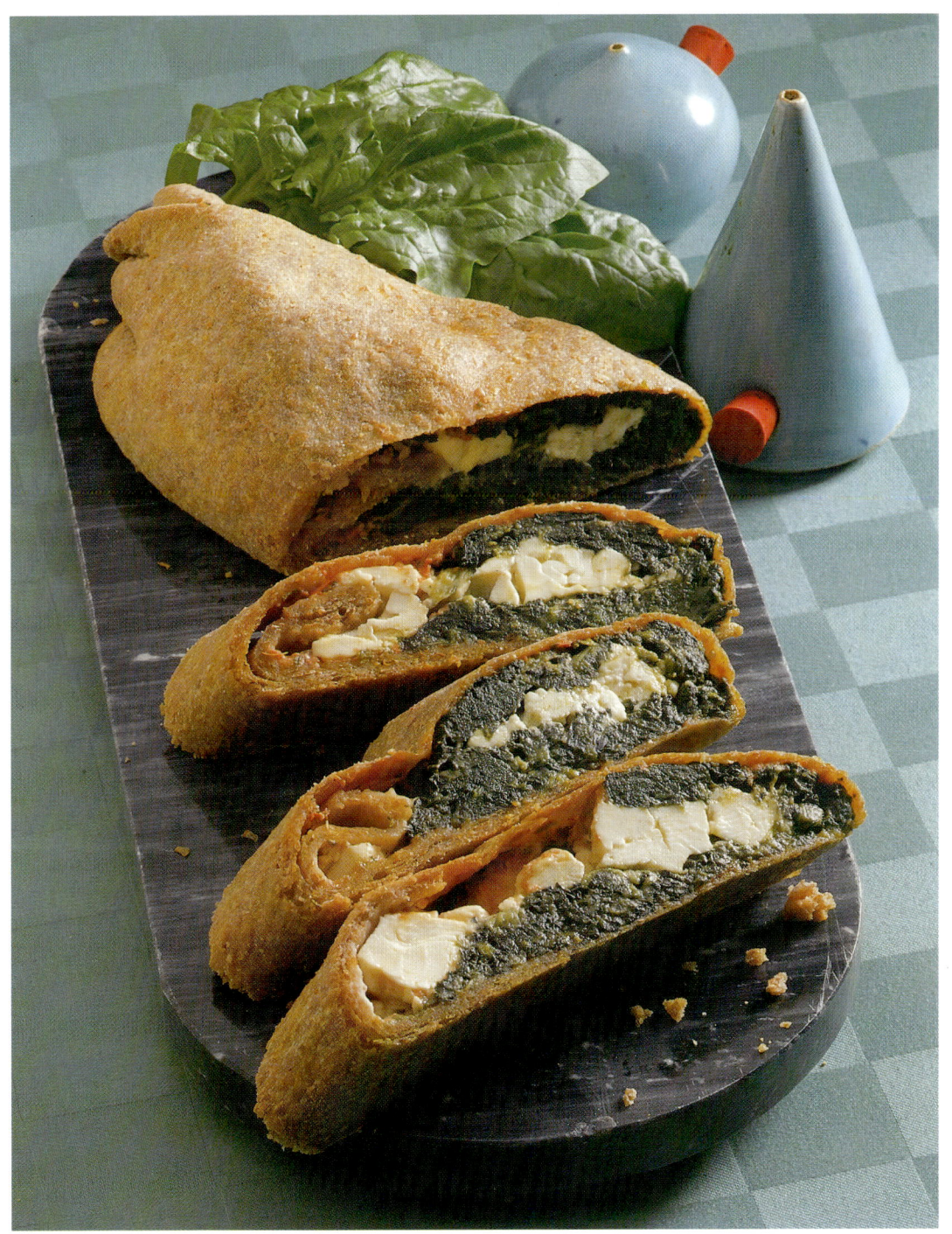

LEICHTE HAUPTGERICHTE

Hackbällchen aus dem Ofen

In diesem Rezept werden die Hackbällchen ohne Fett mit Kartoffeln und Auberginen geschmort. Geriebene Kartoffeln binden die Hackfleischmasse.

Zutaten für 2 Personen:
400 g Kartoffeln
250 g Rinderhackfleisch
1 Ei
4 Zweige Pfefferminze, (ersatzweise 1 Teel. getrocknete Minze)
Salz
weißer Pfeffer, frisch gemahlen
1 kleine Aubergine (etwa 150 g)
½ Teel. Kümmel
½ Teel. Koriander, gemahlen
¼ l Gemüsebrühe, instant

Raffiniert

Zubereitungszeit: etwa 1¼ Std.

Pro Portion etwa:
1900 kJ/450 kcal
36 g EW · 21 g F · 31 g KH
6 g Ballaststoffe

1. 100 g Kartoffeln waschen, schälen und fein reiben. Zusammen mit dem Hackfleisch und dem Ei in eine Schüssel geben. Mit dem Knethaken des Handrührgerätes verkneten.

2. Die Pfefferminze waschen, trockenschütteln und die Blättchen von 3 Zweigen fein hacken. Einen Zweig zum Garnieren beiseite legen. Die Hackfleischmasse mit der Minze, Salz und wenig Pfeffer abschmecken. Mit feuchten Händen etwa 12 walnußgroße Bällchen formen.

3. Den Backofen auf 200° vorheizen. Die restlichen Kartoffeln waschen, schälen und in etwa ½ cm dicke Scheiben schneiden. Eine große, feuerfeste Form (etwa 15 x 25 cm) mit den Kartoffelscheiben auslegen.

4. Die Aubergine waschen, putzen und etwa 1 cm groß würfeln. Den Kümmel im Mörser zerstoßen, mit dem Koriander auf einem Teller mischen und die Auberginenwürfel darin wenden.

5. Die Auberginenwürfel mit den Hackbällchen auf den Kartoffeln verteilen. Die Brühe aufkochen und zwischen die Hackbällchen gießen. Die Kartoffeln müssen bedeckt sein.

6. Zugedeckt im Ofen (Mitte) etwa 30 Minuten schmoren (Gas: Stufe 3). Die Bällchen wenden und offen in etwa 15 Minuten fertiggaren lassen. Mit Minzeblättchen garniert servieren.

Kartoffel-Auberginen-Gratin

Das klassische Kartoffelgratin wird mit viel Sahne zubereitet. In diesem Rezept wird ausschließlich Milch verwendet. Das Gratin ist leicht und bekömmlich und reicht als fleischloses Hauptgericht für 2 Personen oder als Beilage für 4 Personen.

Zutaten für eine Gratin- oder Springform von 28 cm Ø:
1 mittelgroße Aubergine
(etwa 300 g)
½ Teel. Salz
550 ml Milch (1,5% Fett)
schwarzer Pfeffer, frisch gemahlen
1 Muskatnuß, frisch gerieben
70 g Gouda oder Edamer
(30% Fett i.Tr.)
500 g festkochende Kartoffeln

Raffiniert

Zubereitungszeit: etwa 1½ Std.
(davon etwa 1 Std. Backzeit)

Pro Portion etwa:
1700 kJ/400 kcal
25 g EW · 10 g F · 52 g KH
8 g Ballaststoffe

1. Die Aubergine waschen, abtrocknen und Stiel- und Blütenansatz abschneiden. Dann in sehr dünne Scheiben schneiden oder hobeln. In einer Schüssel mit dem Salz mischen und zugedeckt etwa 10 Minuten ziehen lassen.

2. Die Milch mit Pfeffer und

Muskat verrühren. Den Käse fein reiben.

3. Den Backofen auf 175° vorheizen. Die Kartoffeln waschen, schälen und in dünne Scheiben schneiden oder hobeln.

4. Die Kartoffeln abwechselnd mit den Auberginen von außen nach innen dachziegelartig in die Form schichten. Mit der Milch übergießen – es müssen alle Zutaten mit Flüssigkeit bedeckt sein.

5. Im Ofen (Mitte) etwa 30 Minuten backen (Gas: Stufe 2). Mit dem Käse bestreuen und in weiteren 30 Minuten goldbraun backen.

Putenrollbraten

Zutaten für 4 Personen:
75 g getrocknete Aprikosen
75 g getrocknete, entsteinte Pflaumen
400 ml Orangensaft, frisch gepreßt oder 100% Saft aus der Flasche
1 Bund Petersilie
1 kleiner Apfel
1 Eßl. Zitronensaft
600 g Putenbrust (1 dünne Scheibe, vom Metzger extra schneiden lassen)
weißer Pfeffer, frisch gemahlen
Salz
1 Prise gemahlene Nelken
1 unbehandelte Orange
3 Teel. Speisestärke
Küchengarn

Raffiniert · Für Gäste

Zubereitungszeit: etwa 2 Std.

Pro Portion etwa:
1400 kJ/330 kcal
39 g EW · 2 g F · 40 g KH
4 g Ballaststoffe

1. Die Aprikosen und die Pflaumen kleinhacken und in einer Schüssel mit 200 ml Orangensaft etwa 30 Minuten einweichen.

2. Inzwischen die Petersilie waschen, trockenschütteln und die Blättchen fein hacken. Den Apfel schälen, vierteln und das Kerngehäuse entfernen. Die Viertel klein würfeln, mit dem Zitronensaft beträufeln.

3. Die Putenbrust waschen, mit einem Küchenpapier trockentupfen und rundherum pfeffern.

4. Die eingeweichten Früchte in einem Sieb gut abtropfen lassen, dabei den Saft auffangen. Die Früchte mit der Hälfte der Apfelwürfel mischen, mit Salz, Pfeffer, dem Nelkenpulver und der Petersilie würzen.

5. Einen Tontopf wässern. Die Fruchtmischung auf der Putenbrust gleichmäßig verteilen und von der Schmalseite her aufrollen. Mit Küchengarn zusammenbinden.

6. Den aufgefangenen Orangensaft in den Tontopf oder einen anderen Bräter gießen und den Rollbraten hineinlegen. Die restlichen Apfelwürfel dazugeben. Zugedeckt in den kalten Ofen (unten) stellen. Den Braten bei 200° (Gas: Stufe 3) etwa 1 Stunde schmoren lassen. Zwischendurch den Braten 2–3mal wenden.

7. Etwa 10 Minuten vor Ende der Garzeit die Orange heiß abwaschen und die Schale fein abreiben. Dann mit einem Messer schälen, dabei die weiße Haut entfernen. Mit einem scharfen Messer die Segmente zwischen den Trennhäuten herauslösen.

8. Den restlichen Orangensaft und die Stärke in einem kleinen Topf verrühren, die Orangenstücke und -schale dazugeben und einmal aufkochen. In die Bratensauce gießen und weitere 10 Minuten schmoren lassen.

9. Das Fleisch aus dem Bräter nehmen, das Küchengarn entfernen und den Braten in Scheiben schneiden. Das Fleisch mit der Sauce servieren. Dazu passen Hörnchennudeln oder Reis.

LEICHTE HAUPTGERICHTE

LEICHTE HAUPTGERICHTE

Cannelloni mit Broccolifüllung

Am Beispiel der Cannelloni sehen Sie, daß Sie eigentlich auf nichts verzichten müssen. Sogar die beliebten gefüllten Teigrollen passen in den Speiseplan. In diesem Rezept wird eine leichte Füllung sowie eine fettfreie Tomatensauce verwendet. Die kohlenhydratreichen Nudeln sind ohnehin gut bekömmlich.

Zutaten für 2 Personen:
1 kleine Dose geschälte Tomaten (400 g)
1 Knoblauchzehe
1 Teel. getrockneter Oregano
Salz
schwarzer Pfeffer, frisch gemahlen
200 g Broccoli
200 g leichter Frischkäse
1 EBl. Hefeflocken
Paprikapulver, edelsüß
Muskatnuß, frisch gerieben
8 Cannelloni, ohne Vorkochen
125 g Mozzarella

Raffiniert

Zubereitungszeit: etwa
1½ Std.

Pro Portion etwa:
2400 kJ/570 kcal
35 g EW · 28 g F · 46 g KH
6 g Ballaststoffe

1. Für die Sauce die Tomaten mit dem Saft in einen kleinen Topf gießen. Die Tomaten mit einem Löffel grob zerdrücken. Den Knoblauch schälen und die Zehe dazugeben. Die Sauce aufkochen, mit dem Oregano, Salz und Pfeffer würzen. Bei schwacher Hitze etwa 15 Minuten offen kochen lassen.

2. In einem kleinen Topf reichlich Wasser aufkochen. Den Broccoli waschen, putzen und die dicken Stiele schälen. Die Röschen sehr knapp am Stiel abschneiden. Die Stiele in etwa 1 cm große Stücke schneiden. Die Stiele darin etwa 3 Minuten vorgaren. Die Broccolistiele in einem Sieb gut abtropfen lassen.

3. Für die Füllung den Backofen auf 200° vorheizen. Die Broccolistiele und die -röschen kleinhacken. In einer Schüssel den Broccoli unter den Frischkäse rühren, mit den Hefeflocken, Paprika und Muskat kräftig abschmecken.

4. Den Knoblauch aus der Tomatensauce nehmen. Den Boden einer flachen, eckigen Auflaufform mit Tomatensauce bedecken.

5. Die Broccolifüllung in einen Spritzbeutel mit großer Lochtülle füllen. Die Cannelloni senkrecht auf einen Teller stellen, die Füllung hineinspritzen. Die Cannelloni nebeneinander in die Form legen.

6. Die restliche Tomatensauce darüber verteilen. Den Mozzarella in dünne Scheiben schneiden, die Cannelloni damit belegen und im Ofen (Mitte) etwa 40 Minuten backen (Gas: Stufe 3).

Tip!

Cannelloni gibt es, wie alle Nudeln, getrocknet zu kaufen. Je nach Nudelsorte müssen die Cannelloni noch vor dem Füllen gekocht oder roh gefüllt werden. Die meisten Hersteller haben Sorten im Angebot, die nicht vorgekocht werden müssen, wodurch die Zubereitung erheblich erleichtert wird. Denn es entfällt nicht nur das Vorkochen, sondern die rohen, harten Cannelloni lassen sich auch besser füllen als gekochte, weiche Nudelrollen. Achten Sie beim Kauf auf die Bezeichnung »ohne Vorkochen«.

Cannelloni können Sie immer wieder anders füllen. Diese raffinierte Version mit Broccoli, Frischkäse und Mozzarella sollten Sie probieren!

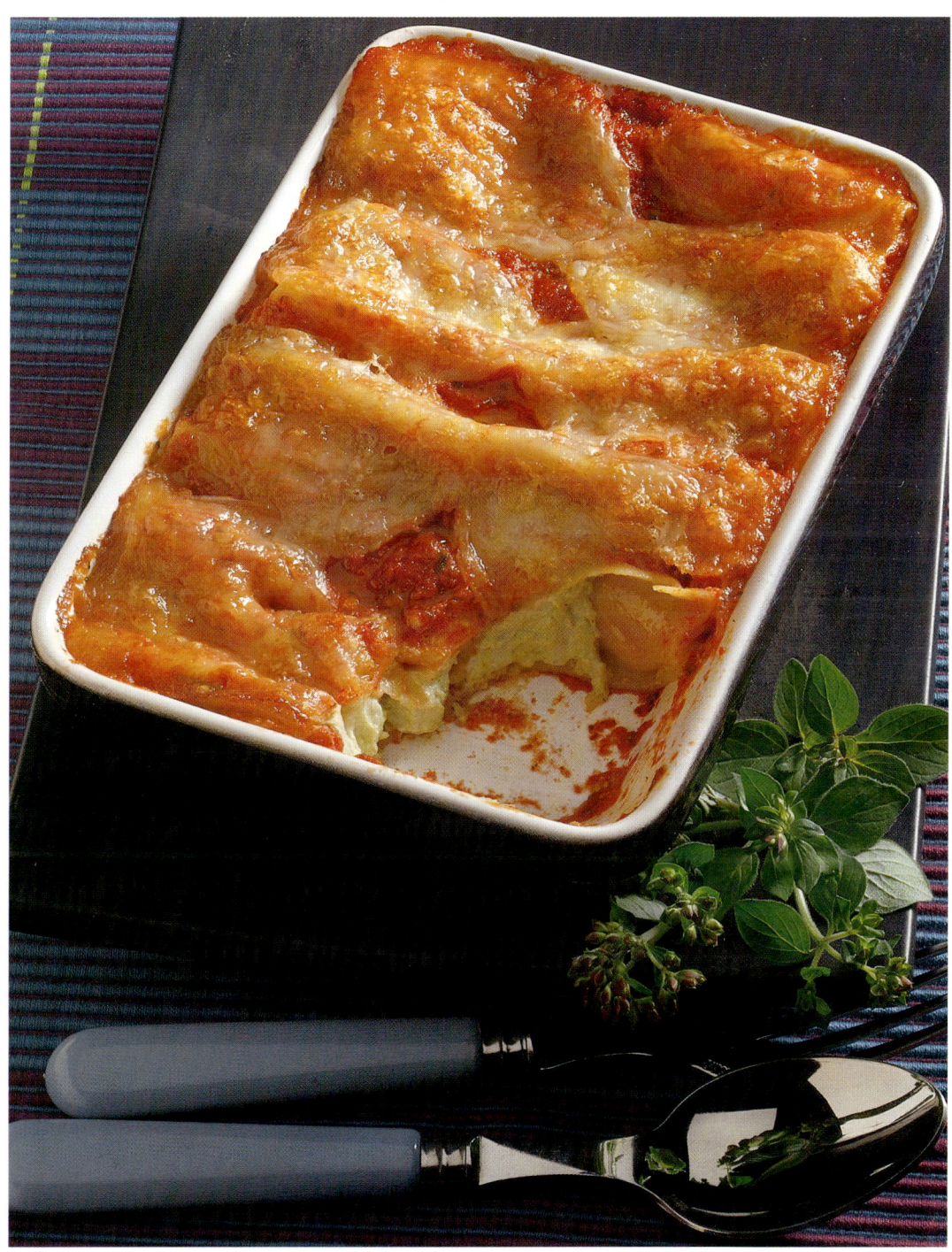

LEICHTE HAUPTGERICHTE

LEICHTE HAUPTGERICHTE

Rehragout

Welche Zutat verhilft einer Sauce ohne Rotwein zu einer dunklen Farbe und verträgt sich mit Wildfleisch? Die Antwort heißt Holundersaft. Denn dieser mild säuerliche Saft harmoniert hervorragend mit Wild.

Zutaten für 2 Personen:
10 g getrocknete Mischpilze
50 g Knollensellerie
100 g Möhren
1 kleine mehligkochende Kartoffel, etwa 50 g
300 g Rehfleisch (aus der Keule oder Schulter)
1 EßI. Öl
300 ml ungesüßter Holundersaft (aus dem Reformhaus)
1 Lorbeerblatt
1 Zweig Rosmarin
1 EßI. Schmand
Salz
schwarzer Pfeffer, frisch gemahlen
4 EßI. Preiselbeerkompott

Raffiniert · Für Gäste

Zubereitungszeit: etwa 1½ Std.
(+ 2–3 Std. Einweichzeit)

Pro Portion etwa:
1600 kJ/380 kcal
35 g EW · 5 g F · 45 g KH
7 g Ballaststoffe

1. Die Pilze in einem Sieb waschen und in lauwarmem Wasser 2–3 Stunden einweichen.

2. Den Sellerie, die Möhren und die Kartoffel schälen und in etwa ½ cm große Würfel schneiden. Das Fleisch waschen, mit Küchenpapier trockentupfen und eventuell Sehnen und Haut entfernen. Das Fleisch in etwa 2 cm große Würfel schneiden.

3. Das Öl in einem Topf erhitzen und das Fleisch darin bei mittlerer Hitze rundherum anschwitzen. Den Sellerie, die Möhren und die Kartoffel dazugeben und etwa 1 Minute unter Rühren mitbraten. Den Holundersaft angießen.

4. Die Pilze in einem Sieb abtropfen lassen und mit dem gewaschenen Lorbeerblatt und dem Rosmarinzweig in die Sauce geben. Zugedeckt etwa 1 Stunde bei schwacher Hitze schmoren lassen. Zwischendurch einige Male umrühren.

5. Den Rosmarin und das Lorbeerblatt aus der Sauce nehmen. Mit einer Schaumkelle das Fleisch aus der Sauce heben, so daß möglichst viel Gemüse in der Sauce zurückbleibt. Die Sauce im Topf mit dem Pürierstab sämig pürieren. Anschließend das Fleisch wieder dazugeben. Mit dem Schmand, Salz und wenig Pfeffer abschmecken. Mit den Preiselbeeren servieren. Dazu passen Spätzle und Blattsalat.

Tip!

Holundersaft ist der 100%ige Saft der schwarzen Holunderbeere. Da der Saft nicht gerade preisgünstig ist, wird er häufig mit Wasser verdünnt und gezuckert als Holundernektar angeboten. Für dieses Gericht sollte der Saft natürlich ungezuckert sein. Wenn Sie aber nur Nektar bekommen, sollten Sie 150 ml Nektar mit 150 ml Wildfond oder Fleischbrühe verdünnen, sonst wird das Gericht zu süß. Übriggebliebener Holundersaft läßt sich hervorragend mit Buttermilch, Milch oder Kefir zu einem erfrischenden Milchmixgetränk mischen.

Chinakohl-Nudel-Auflauf

Kohl wird meistens schlecht vertragen. Der zarte Bruder, der Chinakohl, ist dagegen gut verträglich. Chinakohl schmeckt gekocht und roh als Salat. Im folgenden Rezept wird der Chinakohl unter Vollkornnudeln gemischt und zu einem luftigen Auflauf verarbeitet.

Zutaten für 2 Personen:
Salz
200 g Vollkorn-Spiralnudeln
1 kleiner Chinakohl (etwa 400 g)
1 unbehandelte Zitrone
1 kirschgroßes Stück Ingwer
1 Eßl. Öl
1 Prise Zucker
1 Bund Petersilie
2 Eigelb
2 Eiweiß
2 Eßl. Parmesan, frisch gerieben
100 g Joghurt (1,5% Fett)
schwarzer Pfeffer, frisch gemahlen
Für die Form: ½ Teel. Öl

Preiswert

Zubereitungszeit: etwa 1 Std.

Pro Portion etwa:
2400 kJ/570 kcal
29 g EW · 21 g F · 70 g KH
11 g Ballaststoffe

1. Reichlich Salzwasser in einem großen Topf zum Kochen bringen, und die Nudeln darin nach Packungsanleitung bißfest garen.

2. Inzwischen den Chinakohl waschen, die äußeren Blätter entfernen. Den Kohl längs halbieren und den Strunk keilförmig herausschneiden. Die Hälften quer in etwa ½ cm dicke Streifen schneiden.

3. Die Zitrone heiß waschen, abtrocknen und die Schale fein abreiben. Die Zitrone quer halbieren und den Saft auspressen. Den Ingwer schälen und fein hacken.

4. Die Nudeln in einem Sieb abgießen, mit kaltem Wasser abschrecken und abtropfen lassen. Das Öl in einem großen Topf oder einer hohen Pfanne erhitzen, den Ingwer und die Zitronenschale darin bei mittlerer Hitze anschwitzen. Den Chinakohl und den Zitronensaft dazugeben und unter Rühren in etwa 3 Minuten zusammenfallen lassen. Mit Salz und dem Zucker abschmecken und beiseite stellen.

5. Den Backofen auf 200° vorheizen. Eine feuerfeste Form mit dem Öl auspinseln. Die Petersilie waschen, trockenschütteln, einige Blättchen zum Garnieren beiseite legen. Die dünnen Stiele und die restlichen Blättchen fein hacken.

6. Die Eigelbe mit dem Parmesan und dem Joghurt verrühren. Mit Petersilie, Salz und wenig Pfeffer abschmecken. Die Eiweiße mit 1 Prise Salz steif schlagen und unter die Eigelbmischung heben.

7. Etwa ⅔ der Ei-Joghurt-Mischung in einer großen Schüssel mit den Nudeln und dem Chinakohl mischen. Mit Salz und Pfeffer abschmecken. In die Form füllen, die restliche Ei-Joghurt-Mischung darauf streichen. Im Ofen (Mitte) etwa 20 Minuten überbacken (Gas: Stufe 3). Mit Petersilie bestreut servieren.

Tip!

Einen großen Chinakohl längs halbieren und nur eine Hälfte für dieses Rezept verwenden. Die andere Hälfte hält sich 1–2 Tage in Klarsichtfolie gewickelt im Kühlschrank. Sie können sie für den Asiatischen Salatteller (siehe Seite 25) oder als Blattsalat mit einem leichten Dressing (siehe Seite 13) zubereiten.

LEICHTE HAUPTGERICHTE

LEICHTE HAUPTGERICHTE

Hähnchen in Joghurtsauce

Zutaten für 2 Personen:
250 g Tomaten
1 kirschgroßes Stück Ingwer
300 g Joghurt (1,5% Fett)
Salz
schwarzer Pfeffer, frisch gemahlen
½ Teel. Paprikapulver, edelsüß
4 kleine Hähnchenkeulen, je etwa 125 g
1 Bund Petersilie
1 Eßl. Speisestärke
1 Döschen Safran

Raffiniert

Zubereitungszeit: etwa 1 Std. (+ mind. 12 Stunden Marinierzeit)

Pro Portion etwa:
1200 kJ/290 kcal
39 g EW · 8 g F · 14 g KH
2 g Ballaststoffe

1. Die Tomaten waschen, vom Stielansatz befreien und würfeln. Den Ingwer schälen und fein hacken.

2. Den Joghurt in eine große, verschließbare Schüssel geben. Die Tomaten und den Ingwer daruntermischen. Mit Salz, wenig Pfeffer und dem Paprikapulver abschmecken.

3. Die Hähnchenkeulen waschen und mit Küchenpapier trockentupfen. Die Keulen mit einem scharfen Messer häuten. Die Keulen in die Joghurtsauce legen und zugedeckt etwa 12 Stunden oder über Nacht marinieren.

4. Dann die Hähnchenkeulen mit der Joghurt-Marinade in einen großen Topf geben und aufkochen lassen. Alles etwa 30 Minuten zugedeckt bei schwacher Hitze schmoren lassen.

5. Die Petersilie waschen, trockenschütteln und die Blättchen fein hacken. Die Petersilie zu den Hähnchenkeulen geben und weitere 10 Minuten schmoren.

6. Die Stärke und den Safran in etwas Wasser glattrühren, in die Sauce einrühren und einmal aufkochen lassen. Mit Salz und Pfeffer abschmecken. Dazu paßt Reis und ein grüner Salat.

Garnelen-Sojakeimling-Pfanne

Zutaten für 2 Personen:
300 g Tiefseegarnelen, tiefgekühlt
100 g Reisnudeln
200 g Bohnenkeimlinge (Mungo- oder Sojabohnen)
1 walnußgroßes Stück Ingwer
2 Zweige Zitronenmelisse
1 Eßl. Öl
2 Eßl. Sojasauce
2 Eßl. Tomatenketchup
½ Teel. Speisestärke

Schnell · Raffiniert

Zubereitungszeit: etwa 25 Min.

Pro Portion etwa:
1700 kJ/400 kcal
39 g EW · 10 g F · 50 g KH
3 g Ballaststoffe

1. Die Garnelen auf einem großen Teller antauen lassen.

2. Die Reisnudeln in einer Schüssel mit kochendem Wasser übergießen. Nach Packungsanweisung etwa 5 Minuten ziehen lassen, dann in einem Sieb abtropfen lassen.

3. Die Bohnenkeimlinge in einem Sieb waschen und abtropfen lassen. Die Garnelen ebenfalls in einem Sieb abwaschen und abtropfen lassen.

4. Den Ingwer schälen und fein hacken. Die Zitronenmelisse waschen, trockenschütteln und die Blättchen abzupfen. Einige Blättchen zum Garnieren beiseite legen und die restlichen fein hacken.

5. Das Öl in einer hohen Pfanne oder einem Wok erhitzen. Die Garnelen und den Ingwer darin bei mittlerer Hitze etwa 1 Minute anschwitzen. Die Keimlinge dazugeben und etwa 3 Minuten zugedeckt garen lassen.

6. Die Sojasauce mit dem Ketchup, der Stärke und der gehackten Melisse in einer Tasse verrühren und in die Pfanne einrühren. Die Nudeln unterheben und in etwa 2 Minuten erwärmen. Mit den Melisseblättchen garniert servieren.

Bild oben:
Hähnchen in Joghurtsauce
Bild unten:
Garnelen-Sojakeimling-Pfanne

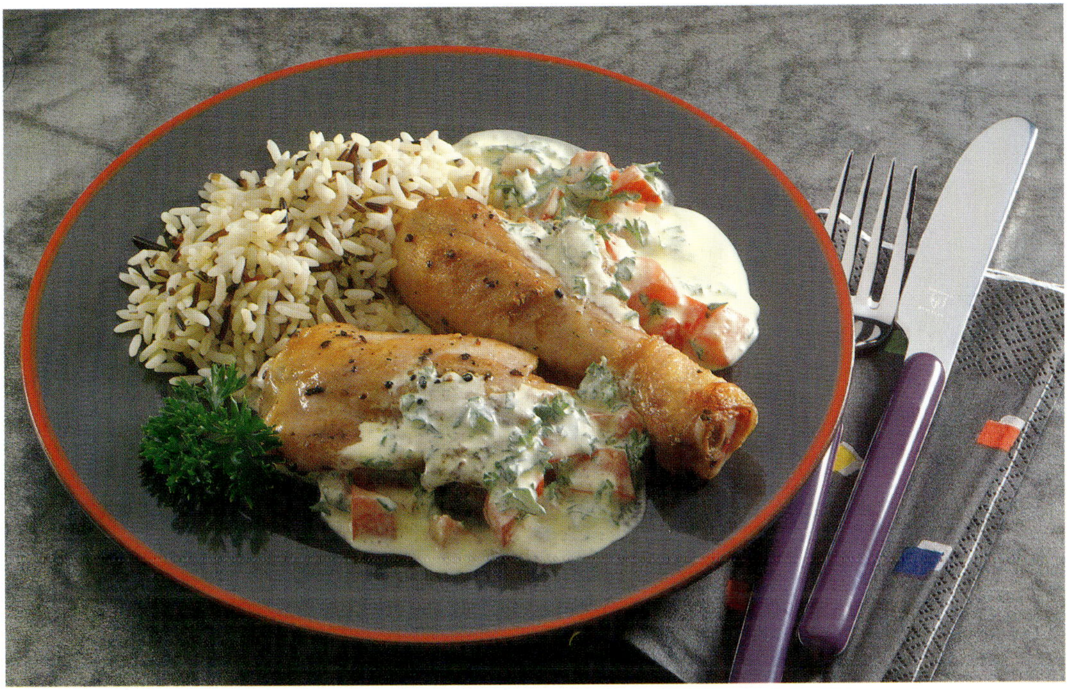

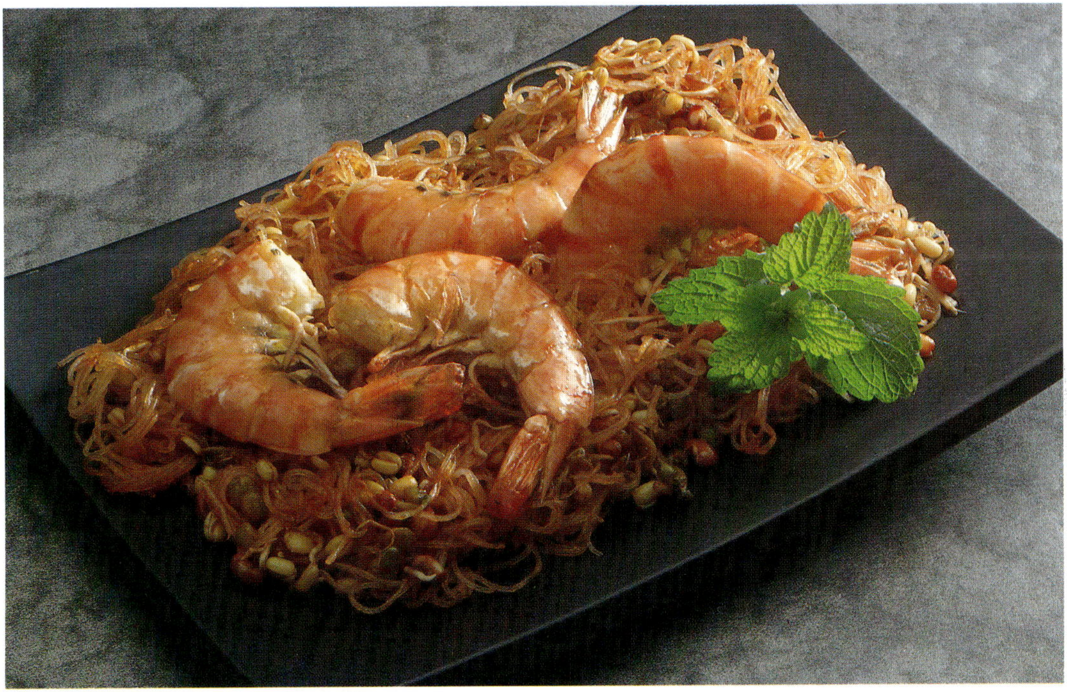

LEICHTE HAUPTGERICHTE

LEICHTE HAUPTGERICHTE

Heilbutt im Tomatensud

Da die meisten Fischsorten fettarm sind, eignet sich Fisch besonders gut für die leichte Vollkost. Damit der Fisch auch so fettarm bleibt, wie er von Natur aus ist, darf er natürlich nicht paniert und in Fett gebacken werden. In diesem Rezept wird der Heilbutt schonend in Tomatensud gegart.

Zutaten für 2 Personen:
1 kleine Zwiebel
2 Gewürznelken
1 Knoblauchzehe
1 Bund Basilikum
2 Lorbeerblätter
2 Wacholderbeeren
¼ l Tomatensaft
¼ l Gemüsebrühe, instant
300 g Kartoffeln
2 Heilbuttkoteletts, je etwa 200 g
1 EßI. Zitronensaft
Salz
20 g Parmesan, frisch gerieben
schwarzer Pfeffer, frisch gemahlen

Gelingt leicht

Zubereitungszeit: etwa 1 Std.

Pro Portion etwa:
1300 kJ/310 kcal
37 g EW · 6 g F · 26 g KH
4 g Ballaststoffe

1. Die Zwiebel schälen und mit den Nelken spicken. Den Knoblauch schälen. Das Basilikum waschen und trockenschütteln. In ein kleines Stofftuch den Knoblauch, 1 Zweig Basilikum, die Lorbeerblätter und die Wacholderbeeren geben und zubinden.

2. Den Tomatensaft und die Brühe in einem kleinen Topf aufkochen. Die gespickte Zwiebel und das Säckchen hineingeben und etwa 5 Minuten bei mittlerer Hitze zugedeckt kochen lassen.

3. Inzwischen die Kartoffeln waschen, schälen und in mundgerechte Stücke schneiden. In den Tomatensud geben und in etwa 20 Minuten bei schwacher Hitze zugedeckt garen, bis die Kartoffeln fast gar sind.

4. Etwa 10 Minuten vor Ende der Garzeit den Backofen auf 225° (Gas: Stufe 4) vorheizen. Die Fischkoteletts waschen und mit Küchenpapier trockentupfen. Auf einen Teller legen und mit Zitronensaft beträufeln. Die restlichen Basilikumblättchen fein hacken. Die Zwiebel und das Gewürzsäckchen aus dem Sud entfernen.

5. Den Sud mit dem Basilikum, Salz und wenig Pfeffer abschmecken. Den Fisch in zwei kleine, feuerfeste flache Formen oder eine große Form legen, den heißen Sud darüber gießen. Mit dem Parmesan bestreuen und im Ofen (oben) etwa 20 Minuten überbacken. In den Förmchen auf hitzebeständigen Untertellern servieren.

Rinderfilet auf Wurzelgemüse

Wurzelgemüse eignet sich besonders gut für die leichte Vollkost, da es reizarm und gut verträglich ist. Zudem versorgt uns das Gemüse aus der Erde mit reichlich Vitaminen und Mineralstoffen sowie mit den nötigen Ballaststoffen. Bei diesem Rezept wird zartes Rinderfilet schonend und ohne Fett auf einem Bett von Wurzelgemüse gegart.

Zutaten für 2 Personen:
300 g Knollensellerie
100 g Petersilienwurzel
3 Eßl. Zitronensaft
200 g Möhren
1 Bund Petersilie
200 ml Möhrensaft
1 Eßl. Hefeflocken
Salz
schwarzer Pfeffer, frisch gemahlen
350 g Rinderfilet (vom dicken Ende, Chateaubriand)
Paprikapulver, edelsüß
1 Eßl. Speisestärke

Gelingt leicht · Für Gäste

Zubereitungszeit: etwa 1¼ Std.

Pro Portion etwa:
1400 kJ/330 kcal
40 g EW · 9 g F · 23 g KH
11 g Ballaststoffe

1. Den Ofen auf 200° (Gas: Stufe 3) vorheizen. Den Sellerie und die Petersilienwurzeln putzen, schälen und in sehr dünne, etwa 3 cm lange Stifte schneiden. Beides in einer Schüssel mit 2 Eßlöffeln Zitronensaft beträufeln.

2. Die Möhren schälen, putzen und ebenfalls in feine Streifen schneiden. Die Petersilie waschen, trockenschütteln und die Blätter und feinen Stiele hacken.

3. Die Möhren, den Möhrensaft und die Petersilie zu dem anderen Gemüse geben. Mit den Hefeflocken, Salz und wenig Pfeffer würzen.

4. Das Filet eventuell von Sehnen befreien. Das Fleisch rundherum mit etwas Salz und Paprikapulver einreiben.

5. Das Gemüse in eine große feuerfeste Form füllen, das Fleisch darauf legen. Mit einem Deckel oder Alufolie abdecken und im Backofen (Mitte) etwa 45 Minuten garen.

6. Den restlichen Zitronensaft mit der Stärke glattrühren. Das Fleisch herausheben. Die Sauce in einen kleinen Topf schöpfen, den Zitronensaft mit der Stärke einrühren, einmal aufkochen lassen und abschmecken. Das Fleisch in Scheiben schneiden. Das Gemüse auf 2 Tellern anrichten, die Fleischscheiben darauf legen, die Sauce darüber träufeln.

Brotpudding mit Trauben

Zutaten für eine Puddingform mit Deckel von 1,5 l:
5 Scheiben Vollkorntoastbrot (125 g)
200 ml Milch (1,5% Fett)
200 g helle Trauben
50 g Zucker
2 Eier
30 g weiche Butter oder Margarine
1 Teel. Backpulver
2 Eßl. Weizenvollkornmehl
1 Prise gemahlener Zimt
400 g blaue Trauben
50 g Sultaninen
Für die Form: 2 g Fett
1 Teel. Semmelbrösel

Raffiniert

Zubereitungszeit: etwa 2 Std.

Bei 2 Portionen pro Portion etwa:
3500 kJ/830 kcal
20 g EW · 25 g F · 130 g KH
10 g Ballaststoffe

1. Den Toast klein würfeln. Die Milch in einem kleinen Topf aufkochen, dann von der Herdplatte nehmen. Die Toastwürfel einrühren und zugedeckt etwa 15 Minuten quellen lassen.

2. Die hellen Trauben waschen, von den Stengeln zupfen, halbieren und entkernen. Die Puddingform einfetten und mit den Semmelbröseln ausstreuen. Den Backofen auf 200° vorheizen.

3. Den Zucker mit den Eiern in einer Rührschüssel schaumig schlagen, die Butter oder Margarine darunterrühren. Das gequollene Brot, das Backpulver, das Mehl und den Zimt dazugeben. Alles gründlich mischen. Den Teig in die Form füllen und den Deckel schließen.

4. Die Puddingform in ein hohes feuerfestes Gefäß stellen. Bis zur Hälfte mit kochendem Wasser auffüllen. Im Ofen (Mitte) etwa 1½ Stunden garen (Gas: Stufe 3).

5. Inzwischen die blauen Trauben waschen und von den Stielen zupfen. In einem kleinen Topf mit wenig Wasser etwa 10 Minuten zugedeckt bei mittlerer Hitze garen. Die Trauben durch ein feines Sieb passieren, die Sultaninen dazugeben und pürieren.

6. Die Form aus dem Wasserbad nehmen, etwa 5 Minuten ungeöffnet stehenlassen. Den Pudding auf einen großen Teller stürzen und mit der Traubensauce servieren.

Tip!

Ohne Puddingform geht's auch: Die Masse können Sie auch in ein anderes hohes, feuerfestes Gefäß füllen und dicht mit Alufolie verschließen. Der Pudding schmeckt auch als Dessert und reicht für 4 Personen.

LEICHTE HAUPTGERICHTE

LEICHTE HAUPTGERICHTE

Spaghetti mit Broccolisauce

Zutaten für 2 Personen:
300 g Broccoli
150 ml Gemüsebrühe, instant
Salz
1 kleine Möhre (etwa 70 g)
200 g Vollkornspaghetti
20 g Pinienkerne
2 EBl. saure Sahne
schwarzer Pfeffer, frisch gemahlen
Paprikapulver, edelsüß
20 g Parmesan, frisch gerieben

Ideal für Kinder

Zubereitungszeit: etwa 30 Min.

Pro Portion etwa:
2100 kJ/500 kcal
25 g EW · 13 g F · 72 g KH
6 g Ballaststoffe

1. Den Broccoli waschen und putzen. Harte Stiele eventuell schälen, dann in Stücke schneiden und an den Enden kreuzweise einschneiden. Die Röschen zerteilen. Die Brühe aufkochen, die Stiele darin etwa 5 Minuten garen lassen.

2. Inzwischen reichlich Salzwasser für die Nudeln zum Kochen bringen. Die Möhre schälen und sehr fein würfeln. Die Broccoliröschen zu den Stielen geben und in etwa 5 Minuten fertiggaren. Die Nudeln nach Packungsanleitung bißfest garen.

3. Etwa 10 Broccoliröschen aus dem Topf nehmen und beiseite legen. Den restlichen Broccoli mit der Brühe und ⅔ der Pinienkerne im Topf pürieren. Die Möhrenwürfel unter das Püree rühren. Mit der sauren Sahne, Salz, wenig Pfeffer und Paprikapulver abschmecken.

4. Die Röschen in der Sauce erwärmen. Die Spaghetti in ein Sieb gießen, kalt abschrecken und kurz abtropfen lassen. In 2 tiefe Teller geben, die Sauce darüber verteilen und die restlichen Pinienkerne und den Parmesan darüber streuen.

Lamm-Risotto

Auf Hülsenfrüchte und Schneidebohnen sollten Sie verzichten. Die zarten gelben Wachsbohnen werden dagegen meist gut vertragen. Mit diesem Gericht können Sie prüfen, was Ihnen bekommt. Beim nächsten Mal testen Sie die Verträglichkeit der zarten, grünen Prinzeßbohnen.

Zutaten für 2 Personen:
250 g Wachsbohnen
2 Zweige Bohnenkraut
300 g mageres Lammfleisch (aus der Schulter oder Keule)
1 Teel. Öl
125 g Wildreismischung
300 ml Lammfond (Fertigprodukt aus dem Glas, ersatzweise Fleischbrühe)
1 Lorbeerblatt
Salz
weißer Pfeffer, frisch gemahlen

Für Gäste

Zubereitungszeit: etwa 45 Min.

Pro Portion etwa:
2700 kJ/640 kcal
35 g EW · 31 g F · 52 g KH
4 g Ballaststoffe

1. Die Bohnen waschen, abtropfen lassen und putzen. Die Bohnen in etwa 2 cm große Stücke schneiden. Die Bohnenkrautblättchen von den Stielen zupfen.

2. Das Fleisch von den Sehnen befreien und etwa 2 cm große Würfel schneiden. Das Öl in einer hohen Pfanne oder einem großen Topf erhitzen. Das Fleisch darin bei mittlerer Hitze etwa 2 Minuten rundherum anbraten.

3. Den Reis dazugeben und kurz anschwitzen. Den Lammfond angießen, die Bohnen und die Bohnenkrautblättchen darunterrühren. Das Lorbeerblatt dazugeben und zugedeckt etwa 20 Minuten garen, bis der Reis bißfest ist.

4. Das Lorbeerblatt entfernen. Den Risotto mit Salz und wenig Pfeffer abschmecken.

Im Bild oben:
Spaghetti mit Broccolisauce
Im Bild unten: Lamm-Risotto

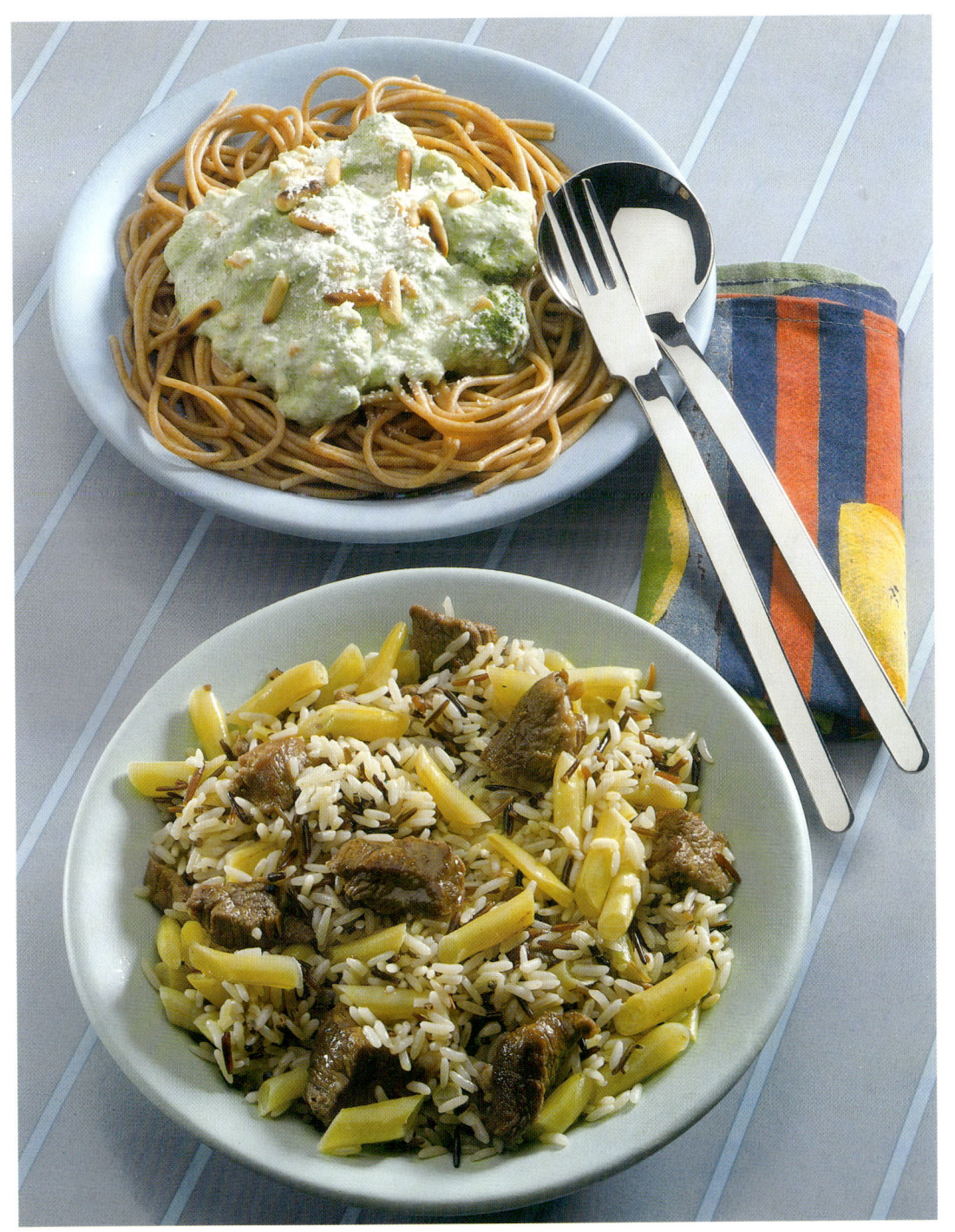

LEICHTE HAUPTGERICHTE

LEICHTE HAUPTGERICHTE

Kartoffel-Spargel-Topf

Zutaten für 2 Personen:
400 g grüner Spargel
400 g festkochende Kartoffeln, walnußgroß
1 Putenschnitzel (etwa 150 g)
1 Eßl. Öl
¼ l Gemüsebrühe, instant
1 Prise Zucker
2 Zweige Estragon
1 Eßl. Mehl
2 Eßl. Zitronensaft
1 Eßl. Tomatenmark
2 Eßl. Sahne
Salz
Zucker

Gelingt leicht

Zubereitungszeit: etwa 45 Min.

Pro Portion etwa:
1600 g kJ/380 kcal
24 g EW · 14 g F · 40 g KH
7 g Ballaststoffe

1. Den Spargel waschen, abtrocknen und das untere Drittel von oben nach unten schälen, die Enden abschneiden. Den Spargel in etwa 4 cm lange Stücke schneiden. Die Spitzen und Enden getrennt beiseite legen.

2. Die Kartoffeln waschen und schälen. Das Schnitzel waschen, trockentupfen und in schmale Streifen schneiden.

3. Das Öl in einem großen Topf erhitzen. Die Putenstreifen darin bei mittlerer Hitze etwa 2 Minuten braten, herausnehmen und auf einem Teller beiseite stellen.

4. Die Kartoffeln in den Topf geben, die Brühe angießen und etwa 5 Minuten zugedeckt köcheln lassen. Die Spargelenden und Zucker dazugeben und bei schwacher Hitze weitere 5 Minuten garen. Dann die Spargelspitzen dazugeben und in 10–15 Minuten fertiggaren.

5. Den Estragon waschen, trockenschütteln, die Blättchen abzupfen und hacken. Das Mehl mit dem Zitronensaft klümpchenfrei verrühren.

6. Den Topf mit den Kartoffeln und dem Spargel vorsichtig zur Seite schieben. Den Zitronensaft mit der Speisestärke, das Tomatenmark, die Sahne und den Estragon in die Sauce einrühren. Mit Salz und etwas Zucker abschmecken. Die Putenstreifen vorsichtig daruntermischen und alles einmal aufkochen lassen.

Variante:

Von Mitte April bis Mitte Juni ist vor allem frischer Spargel aus deutschen Anbaugebieten auf dem Markt. Allerdings wird hierzulande nur selten der kräftiger schmeckende grüne Spargel angeboten, sondern hauptsächlich der zarte weiße. Sie können den Weißen genauso verwenden, müssen allerdings die ganzen Stangen schälen.

Kartoffelpizza

Die italienische Pizza schmeckt zwar hervorragend, ist aber aus mehreren Gründen unverträglich. Zum einen sind Zutaten wie Salami oder Käse sehr fett, zum anderen sind Peperoni sehr scharf oder Paprika schwer verdaulich. Hinzu kommt, daß Hefeteig frisch aus dem Ofen schwer im Magen liegt. Trotzdem brauchen Sie auf die Pizza nicht zu verzichten, wenn Sie statt Hefeteig einen Kartoffelteig nehmen und diesen nur mit bekömmlichen Zutaten belegen.

Zutaten für eine Springform von 28 cm Ø:
450 g mehligkochende Kartoffeln
Salz
1 kleine Dose geschälte Tomaten (400 g)
1½ Teel. getrockneter Oregano
1 Teel. getrockneter Thymian
100 g Möhren
1 Ei
90 g Weizenvollkornmehl
100 g gekochter Schinken ohne Fettrand
100 g fettarmer Schnittkäse am Stück (30% Fett i.Tr.)
Für die Form: ½ Teel. Öl

Rezept zum Titelbild

Zubereitungszeit: etwa 1¼ Std.

Bei 2 Portionen pro Portion etwa:
2500 kJ/600 kcal
43 g EW · 16 g F · 68 g KH
14 g Ballaststoffe

1. Die Kartoffeln waschen, schälen und in Stücke schneiden. Im Siebeinsatz über Salzwasser oder in wenig Salzwasser in etwa 20 Minuten garen.

2. Die Tomaten abtropfen lassen, dabei den Saft in einem kleinen Topf auffangen. Die Tomaten klein würfeln und dazugeben. Mit 1 Teelöffel Oregano, dem Thymian und Salz würzen. Etwa 10 Minuten offen bei mittlerer Hitze kochen.

3. Die Möhren putzen, schälen und fein reiben. Unter die Sauce rühren und etwa 5 Minuten weiterkochen lassen. Dann beiseite stellen. Den Backofen auf 225° vorheizen.

4. Die Kartoffeln kurz abdampfen lassen und durch die Presse in eine Schüssel drücken. Mit dem Ei und dem Mehl zu einem glatten Teig kneten.

5. Die Springform einfetten, den Teig darin gleichmäßig verstreichen, dabei einen etwas dickeren Rand formen. Im Backofen (Mitte) etwa 10 Minuten vorbacken (Gas: Stufe 4).

6. Inzwischen den Schinken in dünne Streifen schneiden. Den Käse fein reiben.

7. Die Form aus dem Ofen nehmen. Den Pizzaboden mit der Tomatensauce bestreichen. Den Schinken darauf verteilen, mit dem restlichen Oregano und mit dem Käse bestreuen. Im Backofen (Mitte) in weiteren 20 Minuten fertigbacken.

Tip!

Sie können natürlich die Pizza auch mit anderen Zutaten belegen, die Sie gerne essen und nach Ihrer Erfahrung gut vertragen (siehe Verträglichkeitstabelle auf den Seiten 58–61).

Fenchel-Kalbfleisch-Pfanne

Zutaten für 2 Personen:
Salz
150 g grüne Taglierini (schmale Bandnudeln)
400 g Fenchelknollen mit Grün
2 Kalbsschnitzel, je etwa 150 g
1 Eßl. mildes Currypulver
1 Eßl. Öl
100 ml Gemüsebrühe, instant
3 Eßl. Zitronensaft
1 Eßl. Honig

Raffiniert

Zubereitungszeit: etwa 45 Min.

Pro Portion etwa:
2400 g kJ/570 kcal
45 g EW · 12 g F · 67 g KH
8 g Ballaststoffe

1. Reichlich Salzwasser in einem Topf zum Kochen bringen. Die Nudeln darin nach Packungsanleitung bißfest kochen.

2. Inzwischen den Fenchel waschen und putzen. Das Fenchelgrün hacken und beiseite legen. Den Fenchel längs halbieren und den Strunk keilförmig herausschneiden. Die Knollen in Segmente zerlegen, dann in schmale Streifen schneiden.

3. Die Nudeln in ein Sieb abgießen, kalt abschrecken und abtropfen lassen. Das Fleisch in dünne Streifen schneiden, mit Salz und dem Curry würzen. Das Öl in einer hohen Pfanne erhitzen und das Fleisch darin bei mittlerer Hitze rundherum 2–3 Minuten anbraten. Das Fleisch vorsichtig herausheben und beiseite stellen.

4. Den Fenchel in die Pfanne geben und etwa 1 Minute in dem Bratensaft dünsten. Mit der Gemüsebrühe und dem Zitronensaft ablöschen und etwa 10 Minuten zugedeckt bei schwacher Hitze garen lassen.

5. Den Honig einrühren. Die Nudeln und das Fleisch dazugeben. Mit dem Fenchelgrün, Salz und eventuell etwas Curry abschmecken. Nochmals kurz erhitzen und sofort servieren.

LEICHTE HAUPTGERICHTE

ALKOHOLFREIE DURSTSTILLER

Teepunsch

Zutaten für 4 Personen:
4 Beutel Malven- oder Früchtetee
½ Zimtstange
1 unbehandelte Orange
1 Apfel (zum Beispiel Jona Gold)
200 ml Apfelsaft (100% Saft)
4 EBl. Grenadinesirup (Granatapfelsirup aus dem Supermarkt)

Für Gäste

Zubereitungszeit: etwa 30 Min.
(+ etwa 2 Std. Zieh- und Kühlzeit)

Pro Portion etwa:
400 kJ/95 kcal
0 g EW · 0 g F · 23 g KH
2 g Ballaststoffe

1. 800 ml Wasser aufkochen, die Teebeutel und die Zimtstange hineingeben, etwa 15 Minuten ziehen lassen. Die Teebeutel und die Zimtstange entfernen und den Tee kaltstellen.

2. Die Orange und den Apfel heiß waschen. Die Orange halbieren und in dünne Scheiben schneiden. Den Apfel vierteln und dabei das Kerngehäuse entfernen. Die Viertel in schmale Spalten schneiden.

3. Die Orangen- und Apfelscheiben in eine Karaffe geben, mit dem Tee und dem Apfelsaft aufgießen. Den Grenadinesirup darunterrühren und den Punsch etwa 1 Stunde im Kühlschrank ziehen lassen. Danach 1 weitere Stunde kühlstellen und etwa 15 Minuten vor dem Servieren aus dem Kühlschrank nehmen.

Heidelbeer-Joghurt-Mix

Zutaten für 2 Personen:
150 g Heidelbeeren, tiefgekühlt
4 EBl. Kokosraspel
400 g Joghurt (1,5% Fett)
2 Päckchen Vanillinzucker

Gelingt leicht

Zubereitungszeit: etwa 10 Min.
(+ etwa 30 Min. Auftauzeit)

Pro Portion etwa:
1200 kJ/290 kcal
8 g EW · 7 g F · 46 g KH
5 g Ballaststoffe

1. Die Heidelbeeren auftauen lassen. Dann in einem hohen Gefäß pürieren.

2. Gläser umgedreht etwa ½ cm tief in das Püree tauchen. Die Kokosraspel auf einen kleinen Teller streuen, die Ränder der Gläser hineindrücken und beiseite stellen.

3. Die restlichen Kokosraspel mit dem Heidelbeerpüree, dem Joghurt und dem Vanillinzucker pürieren, damit der Joghurt flüssig wird. Den Mix in die Gläser füllen und sofort servieren.

Kefir-Drink

Zutaten für 2 Personen:
2 unbehandelte Orangen
400 ml Kefir (1,5% Fett)
4 EBl. Birnendicksaft
1 Prise gemahlene Nelken

Gelingt leicht

Zubereitungszeit: etwa 10 Min.

Pro Portion etwa:
910 kJ/220 kcal
9 g EW · 4 g F · 36 g KH
0 g Ballaststoffe

1. Die Orangen heiß waschen und abtrocknen. Die Schale spiralförmig in einem Stück abschälen und beiseite legen.

2. Die Orangen halbieren und den Saft auspressen.

3. Den Kefir, den Birnendicksaft und den Orangensaft in einem Gefäß verrühren, mit dem Nelkenpulver abschmecken. In 2 dekorative Gläser füllen, die Orangenspiralen über den Rand hängen und servieren.

Im Bild oben: Heidelbeer-Joghurt-Mix
Im Bild Mitte: Kefir-Drink
Im Bild unten: Teepunsch

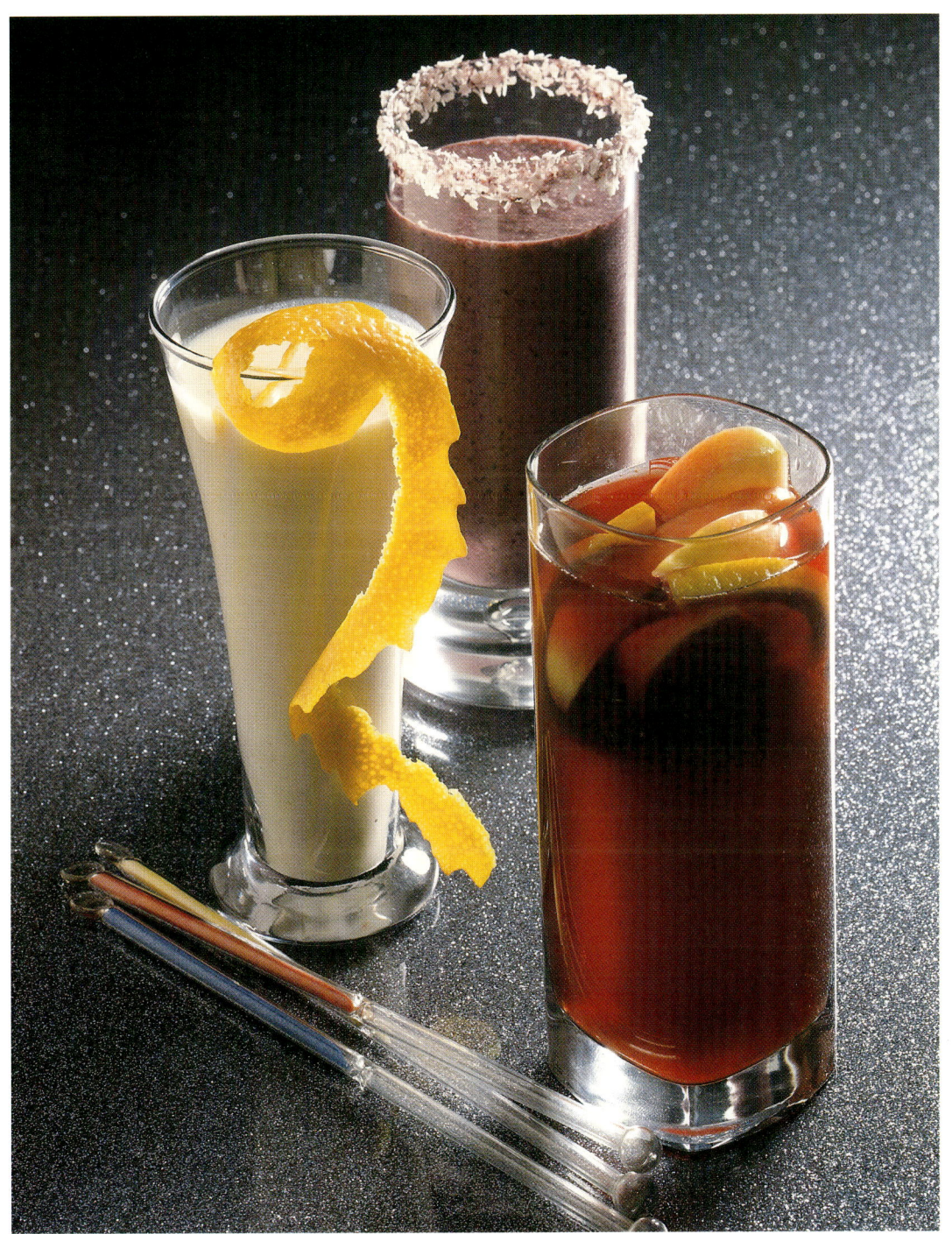

ALKOHOLFREIE DURSTSTILLER

ALKOHOLFREIE DURSTSTILLER

Melonen-Cocktail

Zutaten für 2 Personen:
¼ Honig- oder Netzmelone
(etwa 250 g)
1 Aprikose
1 Zweig Zitronenmelisse
150 ml Ginger Ale (im Supermarkt erhältlich)
etwas Zucker

Schnell

Zubereitungszeit: etwa 10 Min.

Pro Portion etwa:
450 kJ/110 kcal
1 g EW · 0 g F · 25 g KH
1 g Ballaststoffe

1. Die Melone schälen, das Fruchtfleisch in Stücke schneiden. Die Aprikose waschen, vom Kern befreien und vierteln.

2. Die Zitronenmelisse waschen, die Spitze des Zweigs zum Garnieren beiseite legen. Die restlichen Blättchen mit der Melone, der Aprikose und 100 ml Wasser in einer hohen Schüssel mit dem Pürierstab zerkleinern.

3. Mit dem Ginger Ale aufgießen und mit dem Pürierstab kurz schaumig aufschlagen. Eventuell mit etwas Zucker süßen. In Sektschalen mit Melisse garniert servieren.

Tip!

Kohlensäurehaltige Getränke sollten in der leichten Vollkost gemieden beziehungsweise ihre Verträglichkeit getestet werden. In diesem Rezept wird zwar kohlensäurehaltiges Ginger Ale verwendet, jedoch wird durch das kurze Pürieren der Drink nur schaumig und die Kohlensäure entweicht größtenteils. Für andere Getränke ist stilles Mineralwasser der sprudelnden Variante vorzuziehen.

Kräuter-Orangen-Tee

Zutaten für 2 Personen:
1 Beutel Pfefferminztee
1 EBl. getrocknete Kamille
20 g getrocknete Apfelringe
(+ 2 Ringe zum Garnieren)
2 Nelken
1 EBl. Kandiszucker
100 ml Orangensaft (100% Saft)

Gelingt leicht

Zubereitungszeit: etwa 25 Min.

Pro Portion etwa:
280 kJ/67 kcal
0 g EW · 0 g F · 16 g KH
0,4 g Ballaststoffe

1. 400 ml Wasser in einem Topf aufkochen. Den Pfefferminztee, die Kamille, die Apfelringe, die Nelken und den Kandis dazugeben. Alles etwa 15 Minuten ziehen lassen.

2. Den Tee abseihen, den Orangensaft dazugießen und in zwei Gläser oder große Tassen füllen. Die Apfelringe an einer Stelle aufschneiden und über die Ränder der Gläser oder Tassen stecken.

Variante:

Der Tee schmeckt an heißen Sommertagen auch sehr gut kalt. Dazu am besten den Tee erst ganz auskühlen lassen und dann den kalten Orangensaft dazugießen.

Buttermilch-Ananas-Mix

Buttermilch gibt es in den verschiedensten Geschmacksrichtungen zu kaufen. Doch oft sind diese fertigen Produkte sehr süß oder schmecken nicht. Probieren Sie einfach einmal diesen Drink aus.

Zutaten für 2 Personen:
½ Banane
200 ml Buttermilch
350 ml Ananassaft, ungesüßt
1 Prise gemahlener Ingwer

Schnell

Zubereitungszeit: etwa 5 Min.

Pro Portion etwa:
690 kJ/160 kcal
5 g EW · 1 g F · 34 g KH
1 g Ballaststoffe

1. Die Banane schälen, in Stücke schneiden und mit einer Gabel fein zerdrücken oder pürieren.

2. Die Buttermilch und den Ananassaft aufgießen und verrühren. Mit dem Ingwer abschmecken.

Tip!

Um die Bauchspeicheldrüse nicht zu reizen, sollten Sie Getränke grundsätzlich nicht eiskalt trinken. Deshalb werden in allen Rezepten bewußt keine Eiswürfel verwendet. Damit die Cocktails und Drinks aber bei der Zubereitung nicht zu warm werden, können Sie eine oder alle Zutaten vorher kühlen. Nach dem Mixen hat das Getränk dann gerade die richtige Temperatur.

Apfel-Erdbeer-Saft

Zutaten für 2 Personen:
100 g Erdbeeren
2 Eßl. Zitronensaft
etwas Zucker zum Dekorieren
300 ml naturtrüber Apfelsaft (100 % Saft)
150 ml stilles Mineralwasser

Ideal für Kinder

Zubereitungszeit: etwa 15 Min.

Pro Portion etwa:
430 kJ/100 kcal
1 g EW · 0 g F · 24 g KH
1 g Ballaststoffe

1. Die Erdbeeren waschen und putzen. 1 Erdbeere zum Garnieren beiseite legen. Den Rest in Stücke schneiden und in einem hohen Gefäß pürieren. Das Püree durch ein Haarsieb streichen, damit die Kernchen entfernt werden.

2. Den Rand von 2 Gläsern erst in den Zitronensaft und dann in Zucker tauchen.

3. Das Erdbeerpüree mit dem Apfelsaft, dem Mineralwasser und dem restlichen Zitronensaft aufgießen und verrühren. In die Gläser füllen. Die Erdbeere halbieren, jede Hälfte etwa 1 cm tief einschneiden und auf die Glasränder stecken.

Tip!

Diesen Saft können Sie auch außerhalb der Erdbeersaison mit tiefgefrorenen Erdbeeren herstellen. Noch einfacher ist es, wenn Sie bereits zur Erdbeersaison Püree herstellen und dieses portionsweise einfrieren.

ALKOHOLFREIE DURSTSTILLER

SÜSSE KLEINIGKEITEN

Orangen-Mandarinen-Schnitten

Zwischen lockeren Biskuitböden steckt eine zarte Joghurt-Orangen-Creme, der Gelatine den nötigen Halt gibt. Dieses Rezept beweist, daß leckeres Gebäck nicht immer von schweren Sahnefüllungen begleitet werden muß.

Zutaten für 10 Stück:
5 unbehandelte Orangen
5 Eigelb
5 Eiweiß
200 g Zucker
125 g Weizenvollkornmehl
4 Blatt weiße Gelatine
400 g Joghurt (1,5% Fett)
2 kleine Dosen Mandarinen
(je 400 g)
Backpapier

Für Gäste
Braucht etwas Zeit

Zubereitungszeit: etwa 50 Min. (+ mind. 4 Std. Kühl- und Gelierzeit)

Bei 10 Stück pro Stück etwa:
890 kJ/210 kcal
7 g EW · 4 g F · 36 g KH
2 g Ballaststoffe

1. Den Backofen auf 200° vorheizen. 1 Orange heiß waschen, abtrocknen und die Schale fein abreiben. Die Orange halbieren und den Saft auspressen.

2. Die Eigelbe mit 100 g Zucker und 50 ml Orangensaft in einer Rührschüssel zu einer dicklichen Masse aufschlagen. Die Orangenschale und das Mehl darunterrühren. Die Eiweiße schaumig schlagen, 50 g Zucker einrieseln lassen und steif schlagen.

3. Den Eischnee gleichmäßig unter die Eigelb-Mischung heben. Auf ein mit Backpapier ausgelegtes Blech streichen und im Ofen (Mitte) in 12–15 Minuten goldbraun backen (Gas: Stufe 3). Den Biskuit auf dem Blech abkühlen lassen.

4. Inzwischen die Gelatine in kaltem Wasser einweichen. Die restlichen Orangen halbieren und auspressen. In einer Schüssel den Joghurt, den restlichen Zucker und den Orangensaft, eventuell mit dem übrigen Saft der ersten Orange (insgesamt $1/4$ l) mit einem Schneebesen verrühren. 1 Dose Mandarinen abtropfen lassen und unter die Creme mischen.

5. Die Gelatine tropfnaß in einen kleinen Topf geben und bei mittlerer Hitze unter Rühren schmelzen lassen. Sofort in die Joghurtcreme rühren und $1 1/2$–2 Stunden kaltstellen, bis die Creme zu gelieren beginnt. Zwischendurch gelegentlich umrühren.

6. Den Biskuit mit dem Backpapier umdrehen, das Papier abziehen. Den Boden quer halbieren, $2/3$ der gelierten Creme auf eine Biskuithälfte streichen. Die zweite Hälfte als Deckel darauf legen, mit der restlichen Creme dünn bestreichen. Mindestens 2 Stunden kühlstellen.

7. Vor dem Servieren den Kuchen in etwa 10 Stücke schneiden. Die restlichen Mandarinen abtropfen lassen und jedes Stück mit den Mandarinen dekorativ belegen.

Variante:

Aus den gleichen Zutaten können Sie auch eine Torte machen. Dazu den Teig in eine Springform füllen. Bei 180° (Gas: Stufe 2) in 30–40 Minuten backen. Den Boden quer halbieren. $2/3$ der Creme können ohne Vorgelieren in der Form auf einen Biskuitboden gegossen werden. Nach 2–3 Stunden die zweite Hälfte des Bodens daraufsetzen und die restliche Creme darauf streichen.

Diese köstlichen Orangen-Mandarinen-Schnitten sind bei Ihren Gästen sicher willkommen.

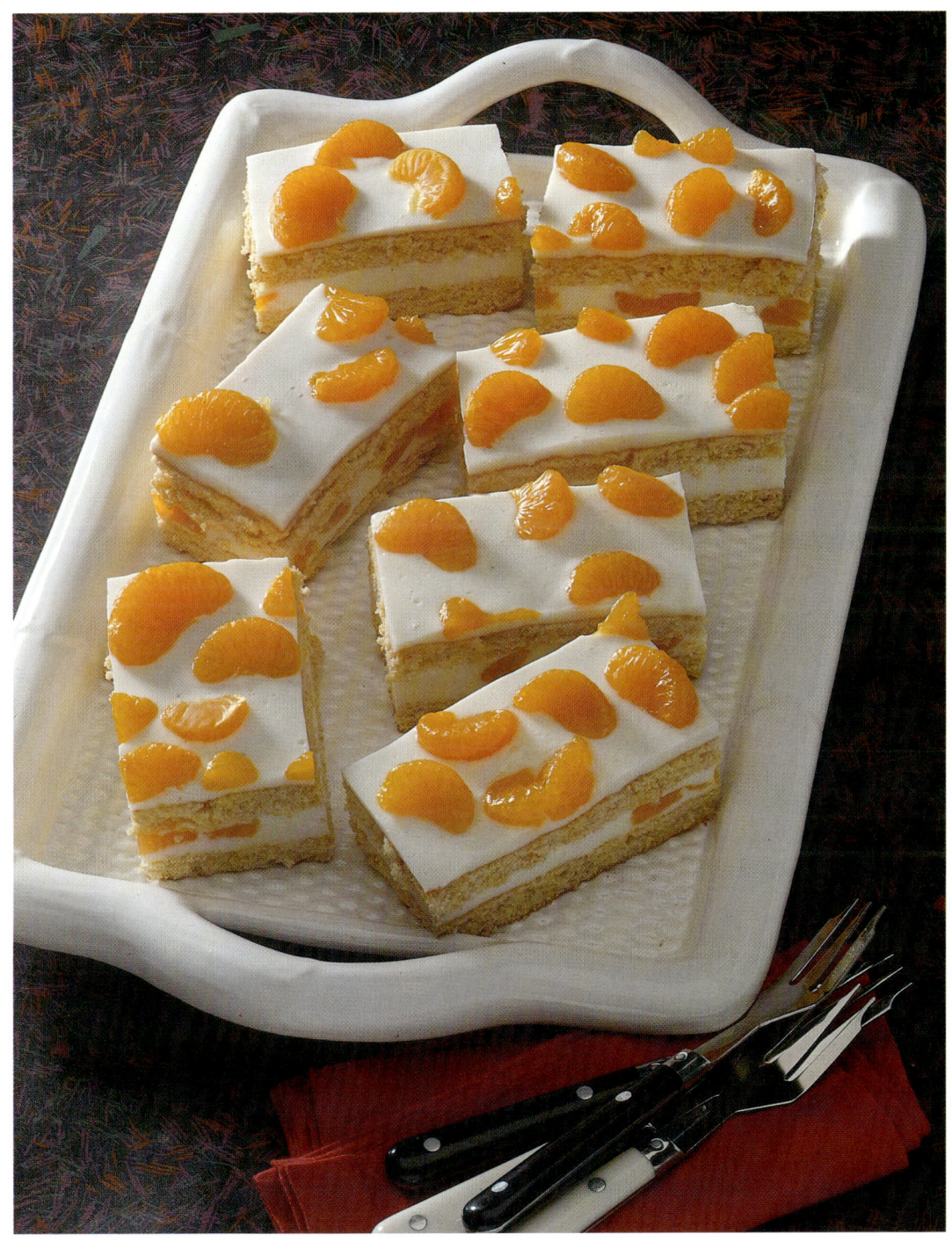

SÜSSE KLEINIGKEITEN

SÜSSE KLEINIGKEITEN

Gefüllte Brandteigkugeln

Brandteig ist im Gegensatz zu Rühr- und Mürbeteig ein fettarmer Teig. Deshalb spricht in der leichten Vollkost nichts gegen den beliebten Windbeutel. Nur die Sahnefüllung hat's in sich, sie wird durch eine Quarkfüllung ersetzt.

Zutaten für 15 Stück:
60 g Butter oder Margarine
1 Prise Salz
125 g Weizenvollkornmehl
3 Eier
1 Teel. Backpulver
250 g Erdbeeren
4 Blatt weiße Gelatine
250 g Magerquark
50 ml Mineralwasser
2 Päckchen Vanillinzucker
50 g Honig
Backpapier

**Für Gäste
Rezeptfoto auf der Rückseite**

Zubereitungszeit: etwa 50 Min. (+ etwa 1 Std. Gelierzeit)

Bei 15 Stück pro Stück etwa:
450 kJ/110 kcal
5 EW · 5 g F · 11 g KH
1 g Ballaststoffe

1. In einem Topf ¼ l Wasser mit der Butter oder der Margarine und dem Salz zum Kochen bringen. Den Topf vom Herd nehmen, das Mehl einrühren. Bei mittlerer Hitze mit einem Holzlöffel so lange rühren, bis sich ein Kloß gebildet hat und der Topfboden mit einem weißen Film überzogen ist.

2. Den Backofen auf 225° vorheizen. Den Teig in eine Rührschüssel umfüllen und etwas abkühlen lassen. Mit dem Handrührgerät nach und nach die Eier und das Backpulver unterrühren. Jedes Ei muß vollkommen von dem Teig aufgenommen sein, bevor das nächste eingearbeitet wird.

3. Das Blech mit Backpapier auslegen. Den Teig in einen Spritzbeutel füllen und etwa 15 pflaumengroße Häufchen darauf spritzen. Im Ofen (Mitte) in 20–25 Minuten goldbraun backen (Gas: Stufe 4).

4. Für die Füllung die Erdbeeren waschen, abtropfen lassen und putzen. In dünne Scheiben schneiden, dabei große Erdbeeren vorher halbieren.

5. Die Gelatine in kaltem Wasser einweichen. Den Quark mit dem Mineralwasser cremig aufschlagen. Den Vanillinzucker und den Honig darunterrühren.

6. Die Gelatine tropfnaß in einem Topf unter Rühren bei schwacher Hitze auflösen. Unter die Quarkcreme rühren, die Erdbeeren unterheben und etwa 1 Stunde kühlstellen.

7. Die Brandteigkugeln auf einem Rost abkühlen lassen. Wenn die Quarkcreme geliert ist, die Kugeln quer halbieren und die Creme in die unteren Hälften füllen. Die Deckel wieder aufsetzen und sofort servieren. Die Brandteigkugeln können mehrere Stunden im Kühlschrank aufbewahrt werden.

Hirse-Joghurt-Creme

Zutaten für 4 Personen:
180 ml Milch (1,5% Fett)
60 g Hirse
2 Blatt weiße Gelatine
2 Nektarinen
150 g Joghurt (1,5% Fett)
50 g Honig
1 Teel. Kakaopulver

Gelingt leicht

Zubereitungszeit: etwa 45 Min. (+ mind. 3½ Std. Kühl- und Gelierzeit)

Pro Portion etwa:
660 kJ/160 kcal
6 g EW · 2 g F · 29 g KH
1 g Ballaststoffe

1. Die Milch in einem kleinen Topf aufkochen und dann die Hirse einstreuen. Zugedeckt bei schwacher Hitze etwa 30 Minuten quellen lassen. Zwischendurch gelegentlich umrühren. Dann auskühlen lassen.

2. Die Gelatine in kaltem Wasser einweichen. Die Nektarinen waschen, halbieren und dabei den Kern entfernen und in kleine Stücke schneiden.

3. Den Joghurt, die Nektarinen und den Honig unter die Hirse mischen. Die Gelatine tropfnaß in einen kleinen Topf geben, unter ständigem Rühren bei mittlerer Hitze auflösen und sofort unter die Hirse-Joghurt-Creme mischen.

4. In 4 Dessertschälchen füllen und mindestens 3 Stunden im Kühlschrank gelieren lassen. Vor dem Servieren den Kakao in ein kleines Sieb geben und über die Creme stäuben.

Tip!

Am einfachsten wiegen Sie Honig ab, wenn Sie das gesamte Honigglas wiegen und die entsprechende Menge vom Gesamtgewicht abziehen. Entnehmen Sie dann den Honig, bis das gewünschte Gewicht erreicht ist. Auf diese Weise müssen Sie keine Waagschale abwaschen und der Honig klebt nicht überall dort, wo Sie ihn nicht haben wollen.

Ananaskuchen

Der Quarkölteig braucht nicht viel Fett und eignet sich daher besonders gut als Boden für Blechkuchen oder auch als Tortenboden. Er kann, ob süß oder pikant, immer den fetten Mürbeteigboden ersetzen.

Zutaten für 20 Stück:
810 ml Milch (1,5% Fett)
75 g Weizenvollkorngrieß
130 g Zucker
150 g Magerquark
5 Eßl. Öl
150 g Weizenvollkornmehl
150 g Vollkornhaferflocken
1 Päckchen Backpulver
1 reife Ananas (etwa 1,5 kg)
½ Teel. Zimtpulver
Für die Arbeitsfläche: Vollkornmehl
Backpapier

Für Gäste

Zubereitungszeit: etwa 1¼ Std. (davon etwa 45 Min. Backzeit)

Bei 20 Stück pro Stück etwa:
700 kJ/170 kcal
5 g EW · 4 g F · 27 g KH
3 g Ballaststoffe

1. 750 ml Milch in einem Topf aufkochen, den Grieß und 60 g Zucker einrieseln und einmal aufkochen lassen. Auf der ausgeschalteten Herdplatte etwa 15 Minuten ausquellen lassen.

2. In einer Rührschüssel den Quark, die restliche Milch, das Öl und den restlichen Zucker verrühren. Das Mehl, die Haferflocken und das Backpulver mischen und löffelweise unter die Quarkmischung kneten. Falls der Teig noch klebt, etwas Mehl unterkneten.

3. Den Backofen auf 200° vorheizen. Ein Blech mit Backpapier auslegen, den Teig darauf mit bemehlter Teigrolle ausrollen. An den Seiten einen schmalen Rand hochziehen.

4. Die Ananas von oben nach unten mit einem scharfen Messer schälen. Dabei gerade so tief schneiden, daß die Augen mitentfernt werden. Den Stielansatz abschneiden. Die Ananas in etwa 3 mm dicke Scheiben schneiden, das harte Mittelstück herausstechen oder -schneiden. Jede Scheibe in kleine Stücke schneiden.

5. Die Ananas auf dem Teig gleichmäßig verteilen. Den Grießbrei mit dem Zimtpulver abschmecken und über die Ananas streichen. Im Ofen (Mitte) etwa 45 Minuten backen (Gas: Stufe 3). Auf dem Blech auskühlen lassen, dann in Stücke schneiden.

SÜSSE KLEINIGKEITEN

SÜSSE KLEINIGKEITEN

Exotische Grütze

Die rote Grütze ist vor allem in Norddeutschland sehr beliebt. Je nach Saison werden rote und schwarze Beeren verwendet. Wenn in der Grütze Johannisbeeren versteckt sind, ist sie nicht so gut verträglich. In diesem Rezept ist die Grütze mit exotischen Früchten hergestellt. Wie auch beim roten Original sorgt Sago, nicht die übliche Speisestärke, für Bindung. Die kleinen Stärkekügelchen gibt es in gut sortierten Supermärkten.

Zutaten für 4 Personen:
1 Papaya (etwa 250 g)
2 Kiwis
1 Mango (etwa 500 g)
200 ml Orangensaft, frisch gepreßt oder 100% Saft aus der Flasche
60 g Zucker
50 g Sago
1/4 l Milch (1,5% Fett)
Zucker zum Bestreuen

Für Gäste · Gelingt leicht

Zubereitungszeit: etwa 50 Min. (+ mind. 3 Std. Kühlzeit)

Pro Portion etwa:
950 kJ/230 kcal
4 g EW · 1 g F · 39 g KH
3 g Ballaststoffe

1. Die Papaya schälen, längs halbieren und die Kerne mit einem kleinen Löffel herauskratzen. Das Fruchtfleisch in etwa 1 cm große Würfel schneiden. Die Kiwis schälen, längs vierteln und in dünne Scheiben schneiden.

2. Die Mango schälen, das Fruchtfleisch parallel zum flachen Stein abschneiden und würfeln. Das Fleisch um den Kern herum abschneiden und ebenfalls würfeln. Davon etwa 50 g Fruchtfleisch zugedeckt beiseite stellen.

3. Den Orangensaft, den Zucker und die Früchte in einem Topf aufkochen und etwa 2 Minuten bei schwacher Hitze kochen. Die Früchte in ein Sieb gießen, den Saft dabei auffangen. Den Saft mit dem Sago zurück in den Topf geben, einmal aufkochen und auf der ausgeschalteten Herdplatte etwa 20 Minuten zugedeckt ausquellen lassen. Gelegentlich umrühren.

4. Die Früchte mit dem eventuell abgetropften Saft zurück in den Topf geben, nochmals aufkochen lassen. Sofort in 4 Dessertschälchen füllen und mit etwas Zucker bestreuen, damit sich keine Haut bildet. Mindestens 3 Stunden, am besten über Nacht, kaltstellen.

5. Vor dem Servieren das restliche Mangofleisch in der Milch pürieren und die Milch dabei etwas schaumig schlagen und über die Grütze gießen.

Variante:
Wenn Sie keinen Sago zu Hause haben, können Sie auch die gleiche Menge Speisestärke verwenden. Sie müssen die Früchte dann nicht aus dem Saft nehmen, dafür aber die Stärke in wenig Wasser anrühren, zu den Früchten geben und einmal aufkochen lassen. Sofort in Schälchen füllen. Auf diese Weise ist die Grütze zwar schneller zubereitet, hat aber nicht die Struktur, die mit Sago erreicht wird.

Tip!

Die Grütze läßt sich aus allen Früchten zubereiten, die Sie gut vertragen. Die Früchte sollten nach dem Schälen und Putzen ein Gewicht von 500–600 g haben. Bei roten Früchten können Sie Kirschsaft anstatt Orangensaft verwenden. Saure Früchte brauchen etwas mehr Zucker.

Mit dieser gut verträglichen Grütze aus Papaya, Kiwi und Mango werden Sie selbst bei verwöhnten Gästen auf Gegenliebe stoßen.

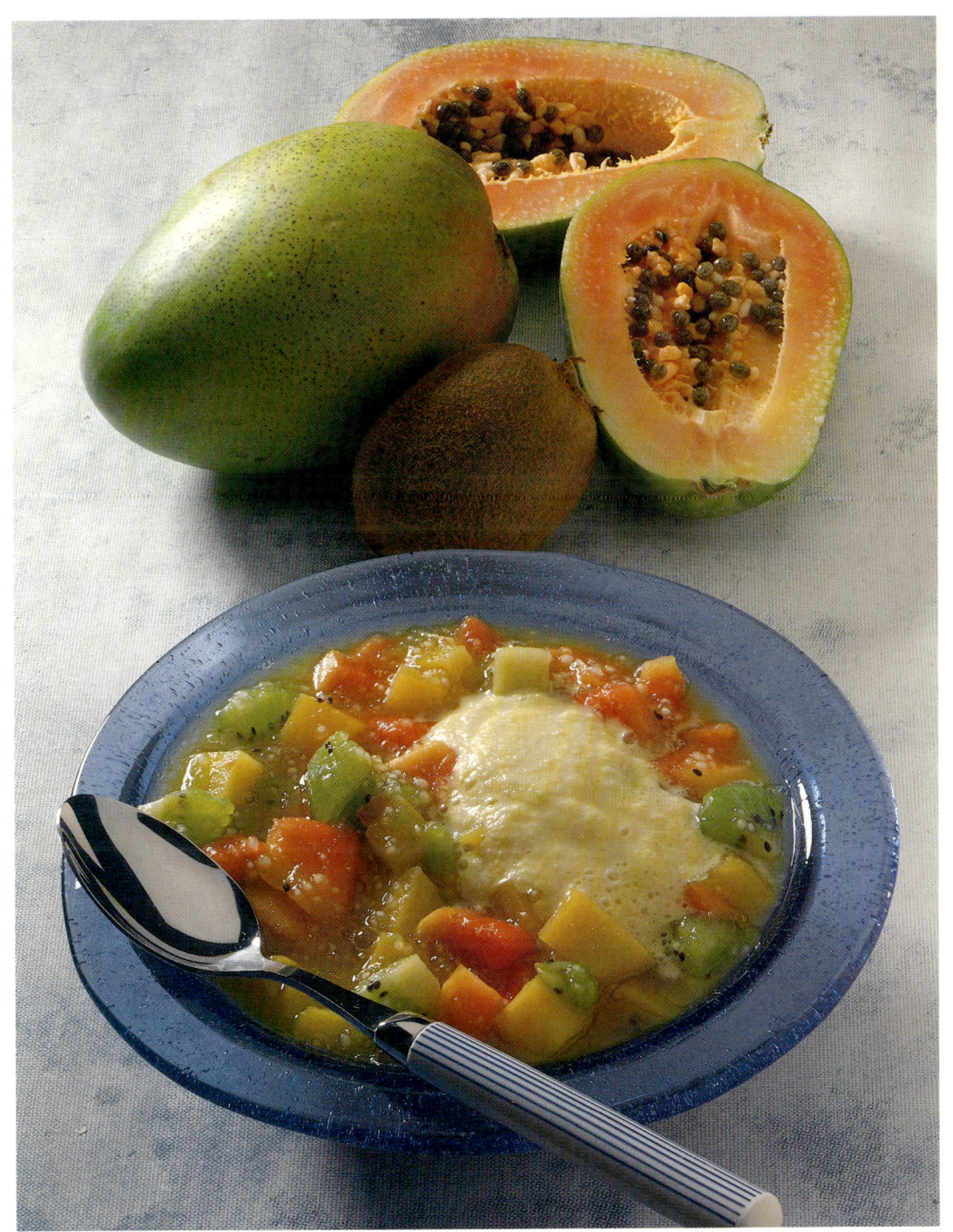

SÜSSE KLEINIGKEITEN

SÜSSE KLEINIGKEITEN

Himbeer-Kokos-Törtchen

Bei den meisten Backrezepten wird mit Butter oder Margarine nicht gespart. Daß es auch mit wenig Fett geht, beweist dieses Rezept. Die Törtchen sind schnell gemacht und schmecken Gäste und Familie gleichermaßen. Sie können die Törtchen auch als Nachtisch oder für ein Picknick verwenden.

Zutaten für 14 Stück:
200 g Himbeeren (frisch oder tiefgefroren)
25 g Butter oder Margarine
2 Eier
100 g Zucker
125 g Weizenvollkornmehl
125 g Mehl
2 Teel. Backpulver
1 Prise Salz
150 ml Buttermilch
30 g Kokosraspel
28 Papier-Backförmchen

Schnell

Zubereitungszeit: etwa 45 Min.

Bei 14 Stück pro Stück etwa:
540 kJ/130 kcal
4 g EW · 3 g F · 22 g KH
2 g Ballaststoffe

1. Den Backofen auf 175° vorheizen. Frische Himbeeren waschen und in einem Sieb abtropfen lassen. Tiefgefrorene Himbeeren antauen lassen.

2. Die Butter oder Margarine in einem kleinen Topf oder in der Mikrowelle (30 Sekunden bei 600 W) schmelzen lassen. Die Butter oder Margarine, die Eier und den Zucker in die Schüssel geben und mit dem Handrührgerät verrühren.

3. Die beiden Mehlsorten, das Backpulver und das Salz daruntermischen. Dabei nach und nach die Buttermilch dazugießen.

4. Von den Himbeeren eventuell den Saft abgießen. Die Beeren in den Kokosraspeln wenden und vorsichtig unter den Teig heben.

5. Je zwei Papierförmchen ineinandersetzen und auf ein Backblech stellen. Den Teig mit einem Eßlöffel auf die Förmchen verteilen. Nicht glattstreichen oder an den Rand der Förmchen drücken, sonst verlieren sie ihre Form.

6. Die Törtchen im Backofen (Mitte) etwa 25 Minuten backen (Gas: Stufe 2). Mit einem Holzspießchen die Garprobe machen. Haftet noch Teig daran, muß die Backzeit etwas verlängert werden.

Variante:

Je nach Saison können Sie auch andere Beeren oder Früchte verwenden. Die Nettomenge muß nach dem Putzen 200 g betragen.

Quarknockerln auf Kiwipüree

Zutaten für 4 Personen:
1 unbehandelte Zitrone
350 g Magerquark
1 Ei
1 Eigelb
4 Päckchen Vanillinzucker
Salz
5 Kiwis
4 Eßl. Puderzucker

Für Gäste

Zubereitungszeit: etwa 50 Min.

Pro Portion etwa:
940 kJ/220 kcal
15 g EW · 4 g F · 32 g KH
2 g Ballaststoffe

1. Die Zitrone waschen und die Schale fein abreiben. Dann die Zitrone halbieren und den Saft auspressen.

2. In einer Schüssel den Quark, das Ei, das Eigelb, den Vanillinzucker und die Zitronenschale mit dem Schneebesen gründlich verrühren. Den Teig etwa 15 Minuten ziehen lassen.

3. In einem weiten Topf leicht gesalzenes Wasser aufkochen. Den Topf von der Herdplatte nehmen und mit 2 Eßlöffeln Nockerln abstechen und formen. Vorsichtig in das Wasser gleiten lassen, auf der ausgeschalteten Herdplatte etwa 10 Minuten ziehen lassen.

4. Inzwischen die Kiwis schälen. 1 Kiwi vierteln und quer in dünne Scheiben schneiden. Die restlichen Kiwis in Stücke schneiden und in einem hohen Gefäß mit dem Puderzucker glattpürieren. Das Püree mit dem Zitronensaft abschmecken.

5. Das Püree auf 4 Desserttellern verteilen, die Kiwischeiben dekorativ am Rand anrichten. Die Quarknockerln mit einer Schaumkelle aus dem Topf heben, abtropfen lassen und auf dem Kiwipüree servieren.

Variante:

Je nach Saison und persönlicher Verträglichkeit können Sie anstatt der Kiwis auch andere Früchte verwenden. Besonders gut eignen sich Himbeeren, Erdbeeren oder Mangos.

Möhren-plätzchen

Möhrenkuchen hat wahrscheinlich jeder schon einmal probiert und dabei festgestellt, daß er gar nicht nach Möhren schmeckt. Für die Möhrenplätzchen wurde das ursprüngliche Rezept etwas abgewandelt.

Zutaten für etwa 32 Stück:
200 g Möhren
1 unbehandelte Orange
3 Eigelb
3 Eiweiß
100 g Zucker
125 g Weizenvollkornmehl
70 g Weizenvollkorngrieß
1 Teel. Backpulver
1 Prise Zimtpulver
6 Eßl. Puderzucker
2 Eßl. Zitronensaft
Backpapier

Ganz einfach · Preiswert

Zubereitungszeit: etwa 40 Min.
(+ etwa 20 Min. Backzeit pro Blech)

Bei 32 Stück pro Stück etwa:
210 kJ/50 kcal
1 g EW · 1 g F · 9 g KH
1 g Ballaststoffe

1. Die Möhren schälen und mit der Küchenmaschine oder der Rohkostreibe fein reiben. Die Orange heiß waschen, abtrocknen und die Schale fein abreiben. Die Orange quer halbieren und auspressen. Den Backofen auf 175° vorheizen.

2. Die Eigelbe mit 50 ml heißem Wasser und 50 g Zucker zu einer dicklich-weißen Masse aufschlagen. Das Mehl, den Grieß, das Backpulver und den Zimt mischen. Zusammen mit den Möhren, dem Orangensaft und der -schale unter die Eigelbmasse rühren.

3. Die Eiweiße schaumig schlagen, den restlichen Zucker einrieseln lassen und steif schlagen. Die Masse vorsichtig aber gründlich unter den Teig heben. Ein Backblech mit Backpapier auslegen.

4. Mit einem Eßlöffel Teig abstechen, mit einem zweiten Eßlöffel etwa 16 Häufchen auf das Backblech setzen. Im Ofen (Mitte) etwa 20 Minuten backen (Gas: Stufe 2).

5. Die Plätzchen auf ein Kuchengitter legen. Sofort den Puderzucker mit dem Zitronensaft verrühren und die noch warmen Plätzchen damit bestreichen. Die restlichen Plätzchen wie beschrieben backen und ebenfalls mit Guß bestreichen.

Tip!

Im Heißluftherd können Sie beide Bleche gleichzeitig backen. Sie sparen dadurch wertvolle Zeit und Energie. Je nach Herstellerangabe müssen Sie die Temperatur um etwa 20° reduzieren.

SÜSSE KLEINIGKEITEN

DIE RICHTIGE LEBENSMITTELAUSWAHL

So treffen Sie die richtige Wahl!

Gut verträglich: Diese Lebensmittel werden von fast allen Betroffenen von Anfang an gut vertragen. Wenn Sie aus dieser Spalte auswählen, können Sie nichts falsch machen.

Bedingt verträglich: Nicht jeder Patient verträgt diese Lebensmittel, sie sollten deshalb von Ihnen erst getestet werden. Auf jeden Fall sollten diese Zutaten nur in kleinen Mengen in den Speiseplan eingebaut werden, insbesondere wenn die Lebensmittel Fett enthalten.

Schlecht verträglich: Auf diese Lebensmittel sollten Sie lieber verzichten, da sie entweder zu fett sind oder stark blähen.

Lebensmittel	Gut verträglich
Getreide, Getreideerzeugnisse	Alle Getreidearten (Weizen, Gerste, Hafer, Roggen, Hirse usw.) und ihre Produkte: wie Vollkornmehl, helles Mehl, Speisestärke, Sago, Flocken, Grieß, Graupen, Getreidekeimlinge, Cornflakes
Beilagen	Vollkornnudeln und helle Nudeln (zum Beispiel Spaghetti, Hörnchen, Bandnudeln), Reis, Pellkartoffeln, Salzkartoffeln, Kartoffelpüree (ohne Butter und Sahne), Kartoffelklöße, Klöße aus Brot oder Grieß
Brot, Backwaren	Brot und Brötchen vom Vortag (Vollkorn-, Roggen-, Misch- oder Weißbrot), Toast, Zwieback, Knäckebrot
	Gebäck (mit fettarmem Belag oder Füllung) aus: Biskuit, Quarkölteig, Brandteig, Strudelteig, fettarmem Hefeteig (vom Vortag)
Gemüse, Salat	gegart: Aubergine, Bambussprossen, Bleichsellerie, Broccoli, Champignon (oder Egerling) Chicorée, Chinakohl, Fenchel, Gurke als Gemüse, Gewürzgurke (mild eingelegt), junger Kohlrabi, Kürbis, Mangold, Möhre, rote Bete, Knollen- und Stangensellerie, Sojabohnenkeimlinge, Spargel, Spinat, Steckrübe, Tomate, Zucchini, Wachsbohne
	roh: Chicorée, Chinakohl, Eisbergsalat, Endiviensalat, Feldsalat, Kopfsalat, Möhre, Knollen- und Stangensellerie, Tomate, Keimlinge
Obst	roh: Ananas, Apfelsorten: Boskop, Cox Orange, Elstar, Jona Gold (eventuell ohne Schale), Aprikose, Banane, Birne (evtl. ohne Schale), Brombeere, Erdbeere, Guave, Himbeere, Heidelbeere, Kiwi, Litschi, Mandarine, Mango, Melone (alle Sorten), Nektarine, Papaya, Pfirsich, Reineclaude, Weintraube
	gegart: alle roh verträglichen sowie Kirsche, Orange, Pflaume, Quitte, Rhabarber
Milch, Milchprodukte,	fettarme Milch (1,5% Fett), Buttermilch, Dickmilch, Kefir, Magerjoghurt (1,5% Fett), Magerquark (20% Fett i.Tr.)
	Sauermilchkäse (zum Beispiel Hand-, Korb-, Stangenkäse, Harzer, Mainzer), Hart-, Schnitt-, Weich- und Schmelzkäse (bis 30% Fett i.Tr., in geringen Mengen auch bis zu 45% Fett i.Tr.), leichter Frischkäse
Eier	Eierstich, Omelett, Rührei ohne Fett, Ei in Speisen und Gebäck verarbeitet

DIE RICHTIGE LEBENSMITTELAUSWAHL

Bedingt verträglich	Schlecht verträglich
	Ohne vorherige Gewöhnung führen zu große Mengen an Vollkornprodukten eventuell zu unangenehmen Blähungen. Daher die Mengen an ballaststoffhaltigen Lebensmitteln langsam steigern, damit die Darmflora sich darauf einstellen kann.
Bratkartoffeln mit wenig Fett in beschichteter Pfanne sanft gebraten	Nudeln mit Sahne- und Ölsaucen. Fettreich zubereitete Kartoffeln: Pommes frites, Bratkartoffeln (stark gebraten und mit viel Fett), Kartoffelpuffer, Rösti, Kartoffelsalat mit Mayonnaise und/oder Zwiebeln, Chips und ähnliches Knabbergebäck
	ofenfrisches Brot, Pumpernickel
Gebäck aus Mürbeteig, Rührteig oder fettem Hefeteig (zum Beispiel Stollen), Gebäck mit Sultaninen	ofenfrischer Hefeteig, Gebäck mit fetter Füllung oder Belag: Cremetorten und -schnitten, Sahnetorten und -schnitten
Blumenkohl, Bohne (Prinzeß- oder junge, grüne Brechbohne), junge Erbse, Lauch (weißer Teil), Zuckermais, Schwarzwurzel, junger Wirsing, geriebene Zwiebel	Grünkohl, Hülsenfrüchte, (Linse, Bohne, Erbse), Paprikaschote, Rosenkohl, Rotkohl, Sauerkraut, Weißkohl, Wirsing, Zwiebel (gebraten)
kleine Mengen Avocado, Gurke (eventuell ohne Schale), Radicchio	Kohlsalate, alle Salate mit roher Zwiebel, Olive
Apfelsorten: Granny Smith, Gloster, Birnen mit Schale, Grapefruit, Kirsche, Orange, Pflaume, Zwetschge	unreifes Obst, Johannisbeere, Stachelbeere
Milch und Milchprodukte mit 3,5% Fett, Speisequark	Sahne, Crème double, Crème fraîche, saure Sahne, Schmand, Sahnequark
Käse 30–45% Fett i.Tr. in größeren Mengen, Doppelrahmfrischkäse	Käse über 45% Fett i.Tr.
weiches Ei, Spiegelei, Speisen mit mehr als 1 Ei pro Person	hartgekochtes Ei, fett zubereitete Eierspeisen

DIE RICHTIGE LEBENSMITTELAUSWAHL

Lebensmittel	Gut verträglich
Fisch, Schaltiere	Magere Fische (gedünstet, pochiert oder gegrillt): Barsch, Flunder, Forelle (auch geräuchert), Hecht, Heilbutt, Kabeljau, Rotbarsch, Scholle, Seelachs, Seezunge, Thunfisch (frisches, fettfreies Fleisch oder naturell aus der Dose), Zander, Garnelen, Krebs, Hummer
Fleisch, Geflügel, Wild	mageres Fleisch (gedünstet oder geschmort) von: Kalb, Rind, Schwein und Lamm, zum Beispiel Filet, Schulter, Kotelett, Keule ohne Fettrand und Schwarte, Rinderhackfleisch oder Tatar, gelegentlich Innereien (Kalbszunge, Rinderherz, -leber) Hähnchen und Poularde (ohne Haut), Putenfleisch Reh (ungespickt), Hirsch, Hase, Kaninchen, Fasan (ohne Haut)
Wurst, Fleischwaren	Geflügelwurst (Putenschinken, -aufschnitt), gekochter Schinken ohne Fettrand, zarter roher Schinken ohne Fettrand, Lachsschinken ohne Fettrand, Bündner Fleisch, Corned Beef, Aspikwurst, Roastbeef, magere Fleischwurst (Lyoner, Bierschinken), alle Spezialwurstsorten unter 10% Fett
Fette	geringe Mengen: Butter, hochwertige Pflanzenmargarine, Halbfettmargarine oder -butter, Sonnenblumenöl, Maiskeimöl, Weizenkeimöl, Distelöl (Safloröl), bei ärztlicher Verordnung MCT-Margarine und MCT-Öl
Suppen, Saucen	magere Gemüse-, Fleisch- oder Geflügelbrühe, Fonds, fettarme Cremesuppen fettarme Saucen: durch Gemüse sämig, leicht mit Mehl oder Stärke gebunden, mit wenig Ei legiert Salatdressings: mit Zitronensaft, mildem Essig, Joghurt, Quark und anderen fettarmen Milchprodukten, wenig hochwertigem Öl
Gewürze, Kräuter	Anis, wenig mildes Currypulver, Fenchel (gestoßen), Hefeflocken, Ingwer, Kapern, Knoblauchpulver (Knoblauchzehe zum Mitkochen), Kümmel (gestoßen), Lorbeerblatt, Majoran, Muskatnuß, Nelke, Oregano, Paprikapulver edelsüß, Piment- und Pfefferkörner (zum Mitkochen), wenig gemahlener Pfeffer, Safran, Salz, Sojasauce, Tomatenketchup, Tomatenmark, Vanille, Wacholderbeeren, Zimt, Zitronen- und Orangenschale, alle frischen oder getrockneten Kräuter außer Schnittlauch, Nüsse in kleinen Mengen zum Würzen, Kokosraspel, Zwiebel- und Knoblauchgranulat
Getränke	kohlensäurefreie und -arme Mineralwasser, Obstsäfte (zum Beispiel Apfel, Ananas, Birnen, Orangen, Trauben, Gemüsesäfte (z. B. Möhren, Tomaten, rote Bete), Milchprodukte (siehe nächste Seite), alle Teesorten, koffeinfreier Bohnenkaffee oder Malzkaffee (mit leichter Kaffeesahne oder fettarmer Milch)
Süßwaren, Knabbereien	Honig, Marmelade, Bonbons, fettarme Süßspeisen mit Stärke und Gelatine gebunden (zum Beispiel ohne Sahne, Mascarpone), Wackelpudding, Gummibärchen in kleinen Mengen

DIE RICHTIGE LEBENSMITTELAUSWAHL

Bedingt verträglich	Schlecht verträglich
Mittelfette Fische: Brasse, Karpfen, Renke, Sardine	Fette Fische: Aal, Hering, Lachs, Makrele, Waller, Ölsardine, Thunfisch in Öl
gebratenes Fleisch, rohes oder halbgares Fleisch, gepökeltes Fleisch, gemischtes Hackfleisch	fettes Fleisch von: Kalb, Rind, Schwein und Lamm (Halsgrat, Bauch), paniertes oder in viel Fett gebratenes Fleisch, scharf angebratene Fleischstücke (zum Beispiel Steak)
Grillhähnchen mit Haut	Ente, Gans
Wildente (ohne Haut), Wildschwein (mager)	
stärker gewürzte Wurst, gepökelte Wurstwaren	fette Wurstsorten, Hartwurst, Salami, Cervelatwurst, Blut- und Leberwurst, Streichwurst, Teewurst (Rügenwalder), Preßsack, Speck
zur Geschmacksabrundung kleine Mengen: Olivenöl, Erdnußöl u. a.	große Mengen Streichfette oder Öl zum Kochen oder für den Salat, gebräunte Butter oder Margarine, Schweineschmalz, Talg
	fette Suppen, Cremesuppen mit Sahne
	fettreiche Saucen: mit Butter, mehreren Eiern, Sahne, Crème fraiche anderen fetten Milchprodukten gebunden
wenig leichte Salatmayonnaise, fettarme Diät-Salatdressings	Salatdressings: mit viel Öl, Mayonnaise, fette Fertigsalatsaucen
gepreßter Knoblauch und geriebene Zwiebel gegart, wenig Meerrettich aus dem Glas, milder Senf, wenig Worcestershiresauce	scharfes Currypulver, frischer Meerrettich, scharfer Senf, Rosenpaprika und Pfeffer in größeren Mengen, Tabascosauce und andere scharfe Gewürzsaucen, roher Knoblauch im Ganzen, Schnittlauch, rohe Zwiebel
koffeinhaltiger Kaffee, kohlensäurehaltige Getränke	Alkohol ist grundsätzlich verboten Kalte Getränke besonders mit Eiswürfeln
	Marzipan, Nougat, Schokolade, Pralinen, Eis, geröstete Erdnüsse, Nüsse und Kerne (zum Beispiel Mandel, Walnuß, Pistazie, Pinienkern), Chips

REZEPT UND SACHREGISTER

Zum Gebrauch

Damit Sie Rezepte mit bestimmten Zutaten noch schneller finden können, stehen in diesem Register zusätzlich auch beliebte Zutaten wie Käse oder Quark – ebenfalls alphabetisch geordnet – über den entsprechenden Rezepten.

A

Amylasen 3
Ananas
    Buttermilch-Ananas-Mix 49
    Ananaskuchen 53
Apfel-Erdbeer-Saft 49
Apfel-Sellerie-Rohkost 17
Asiatischer Salatteller 25
Auberginen: Kartoffel-Auberginen-Gratin 32
Auflauf: Chinakohl-Nudel-Auflauf 37

B

Baguette: Roastbeef-Baguette 16
Brandteigkugeln: Gefüllte Brandteigkugeln 52
Broccoli
    Cannelloni mit Broccolifüllung 34
    Spaghetti mit Broccolisauce 42
Brotpudding mit Trauben 41
Brotspieße: Bunte Brotspieße 19
Bunte Brotspieße 19
Buttermilch-Ananas-Mix 49

C

Camembert 16
Cannelloni mit Broccolifüllung 34
Chicorée: Trauben-Chicorée-Salat 21
Chinakohl-Nudel-Auflauf 37
Cocktail: Melonen-Cocktail 48

D

Dip: Kefir-Dip mit Gemüse 20
Dressings
    Früchte-Dressing 13
    Joghurt-Kräuter-Dressing 13
Drink: Kefir-Drink 46

E

Enzympräparate 7
Erdbeeren: Apfel-Erdbeeren-Saft 49
Exotische Grütze 54

F

Fenchel
    Fenchel-Kalbfleisch-Pfanne 45
    Räucherforelle mit Fenchel 22
Fettarme Salatdressings 13
Fleisch 8
Forellen: Räucherforelle mit Fenchel 22
Frischkäse 12
    Tomaten-Frischkäse 16
Früchte-Dressing 13

G

Garnelen-Sojakeimling-Pfanne 38
Geflügelsalat 18
Gefüllte Brandteigkugeln 52
Gersten-Kohlrabi-Suppe 28
Gratin: Kartoffel-Auberginen-Gratin 32
Grütze: Exotische Grütze 54

H

Hackbällchen aus dem Ofen 32
Hackfleisch-Tomaten-Toast 26
Hähnchen 18
    Hähnchen in Joghurtsauce 38
Heidelbeer-Joghurt-Trunk 46
Heilbutt im Tomatensud 40
Himbeer-Kokos-Törtchen 56
Hirse-Joghurt-Creme 52
Hirsenockerl-Suppe 24

J

Joghurt 12, 13, 17
    Joghurt-Kräuter-Dressing 13
    Heidelbeer-Joghurt-Mix 46
    Hirse-Joghurt-Creme 52
    Hähnchen in Joghurtsauce 38

K

Kalbfleisch: Fenchel-Kalbfleisch-Pfanne 45
Kartoffeln
    Kartoffel-Auberginen-Gratin 32
    Kartoffel-Spargel-Topf 44
    Kartoffel-Zucchini-Suppe 27
    Leichter Kartoffelsalat 24
    Kartoffelpizza 44
Käse 8, 12, 19
    Camembert 16
    Käsebrötchen 12
Kefir
    Kefir-Dip mit Gemüse 20
    Kefir-Drink 46
Kirschen: Reis-Kirsch-Törtchen 20
Kiwi
    Quarknockerln auf Kiwipüree 56
    Kiwimüsli 12
Klößchen: Spinatklößchen mit Tomatensauce 22
Knollensellerie 17
Kohlrabi: Gersten-Kohlrabi-Suppe 28
Kokos: Himbeer-Kokos-Törtchen 56

REZEPT UND SACHREGISTER

Kräuter
 Kräuter-Orangen-Tee 48
 Joghurt-Kräuter-Dressing 13
 Kuchen: Ananaskuchen 53

L
Lamm-Risotto 42
Leichter Kartoffelsalat 24
Lipasen 3

M
Mandarinen: Orangen-Mandarinen-Schnitten 50
Mandeln: Möhren-Mandel-Soufflé 29
Marinierter Schweinebraten 28
MCT-Fette 7
Melonencocktail 48
Milchprodukte 8
Möhren 17
 Möhren-Mandel-Soufflé 29
 Möhrenplätzchen 57
Müsli: Kiwimüsli 12

N
Nährstoffbedarf 10
Nährwertberechnung 10
Nährwerttabelle 10
Nockerln
 Hirsenockerl-Suppe 24
 Quarknockerln auf Kiwipüree 56
Nudeln: Chinakohl-Nudel-Auflauf 37

O
Öl 10
Orangen 18
 Orangen-Mandarinen-Schnitten 50
 Kräuter-Orangen-Tee 48

P
Pankreatitis, akute 3
Pankreatitis, chronische 4
Pizza: Kartoffelpizza 44
Plätzchen: Möhrenplätzchen 57

Proteinasen 3
Punsch: Teepunsch 46
Putenrollbraten 33
Putenwurstaufschnitt 12

Q
Quark 14, 15
 Vollkornbrot mit Quark 12
 Quarknockerln auf Kiwipüree 56

R
Ragout: Rehragout 36
Räucherforelle mit Fenchel 22
Rehragout 36
Reis-Kirsch-Törtchen 20
Rinderfilet auf Wurzelgemüse 40
Risotto: Lamm-Risotto 42
Roastbeef-Baguette 16
Rohkost: Afel-Sellerie-Rohkost 17
Rollbraten: Putenrollbraten 33

S
Saft: Apfel-Erdbeeren-Saft 49
Salat
 Asiatischer Salatteller 25
 Geflügelsalat 18
 Trauben-Chicorée-Salat 21
Salatdressings 13
Schnitten: Orangen-Mandarinen-Schnitten 50
Schweinebraten: Marinierter Schweinebraten 28
Sellerie 18
 Apfel-Sellerie-Rohkost 17
Sojakeimlinge: Garnelen-Sojakeimling-Pfanne 38
Soufflé: Möhren-Mandel-Soufflé 29
Spaghetti mit Broccolisauce 42
Spargeln: Kartoffel-Spargel-Topf 44

Spinat
 Spinatklößchen mit Tomatensauce 22
 Spinatstrudel 30
Staudensellerie 18
Streichfette 8
Strudel: Spinatstrudel 30
Suppen
 Gersten-Kohlrabi-Suppe 28
 Kartoffel-Zucchini Suppe 27
 Hirsenockerl-Suppe 24

T
Tagespläne 10
Tee: Kräuter-Orangen-Tee 48
Teepunsch 46
Thunfisch-Taschen 15
Toast: Hackfleisch-Tomaten-Toast 26
Tomaten 14, 19
 Tomaten-Frischkäse 16
 Hackfleisch-Tomaten-Toast 26
Tomatensauce: Spinatklößchen mit Tomatensauce 22
Tomatensud: Heilbutt in Tomatensud 40
Törtchen
 Reis-Kirsch-Törtchen 20
 Himbeer-Kokos-Törtchen 56
Trauben
 Brotpudding mit Trauben 41
 Trauben-Chicorée-Salat 21

V
Vollkornbrot mit Quark 12

W
Wurst 8
Wurstbrot 12
Wurzelgemüse: Rinderfilet auf Wurzelgemüse 40

Z
Zucchini 19
 Kartoffel-Zucchini Suppe 27

IMPRESSUM

Umschlag-Vorderseite:
Das Rezept für das Roastbeef-Baguette finden Sie auf Seite 16

Wichtiger Hinweis

Die Rezepte und Ratschläge in diesem Buch stammen von Fachleuten und sind erprobt. Die medizinische Forschung auf diesem Gebiet ist jedoch nicht abgeschlossen, und zu Einzelfragen werden auch von namhaften Wissenschaftlern abweichende Meinungen vertreten. Darüber hinaus reagiert jeder Organismus anders. Deshalb darf eine bestimmte Ernährung – beispielsweise zur Behandlung von akuten und chronischen Bauchspeicheldrüsen-Erkrankungen – ebenso wie die Einnahme eines bestimmten Medikaments nicht ohne Rücksprache mit dem Hausarzt durchgeführt werden – informieren Sie sich bitte bei ihm.

Die Deutsche Bibliothek – CIP-Einheitsaufnahme:

Brenner-Ruchti, Andrea:
Richtig essen bei Erkrankungen der Bauchspeicheldrüse : köstliche Rezepte für jeden Tag , so wird die Bauchspeicheldrüse auf angenehme Art geschont ; mit Experten-Rat bei chronischer Bauchspeicheldrüsen-Entzündung / Andrea Brenner-Ruchti ; A. Witte. - München : Gräfe und Unzer, 1993
   (GU moderne Diät)
   ISBN 3-7742-1272-4

1. Auflage 1993
© Gräfe und Unzer GmbH, München
Alle Rechte vorbehalten. Nachdruck, auch auszugsweise, sowie Verbreitung durch Film, Funk und Fernsehen, durch fotomechanische Wiedergabe, Tonträger und Datenverarbeitungssysteme jeder Art nur mit schriftlicher Genehmigung des Verlages.

Redaktion:
Bernhard Olbrich
Herstellung und Produktion:
Peter Pleischl
Fotos: Georg M. Wunsch
Umschlaggestaltung:
Heinz Kraxenberger
Reproduktionen: MB-Scan, München
Satz: Computersatz Wirth, Regensburg
Druck: Appl, Wemding
Bindung: Sellier, Freising

ISBN: 3-7742-1272-4

Andrea Brenner-Ruchti

studierte in München Ökotrophologie. Bereits während ihres Studiums sammelte sie Erfahrungen bei einer bekannten Food-Zeitschrift. Seit 1990 arbeitet sei als freie Redakteurin bei einem Kochbuchverlag und entwickelt regelmäßig neue Rezepte. Ihre ernährungswissenschaftlichen Erkenntnisse gibt sie in Vorträgen bei Krankenkassen, in Schulen und Kindergärten weiter.

Dr. med. A. Witte

studierte an der Universität München Medizin. Nach einer zweijährigen Forschungstätigkeit in Kanada wurde er Internist und spezialisierte sich auf Endokrinologie und ernährungsabhängige Stoffwechsel- und Magen-Darm-Erkrankungen. Sein besonderes Interesse gilt der Diätetik. Die Erfahrungen, die er in diesen Fachbereichen gesammelt hat, gibt er regelmäßig an Patienten und deren Angehörige weiter.